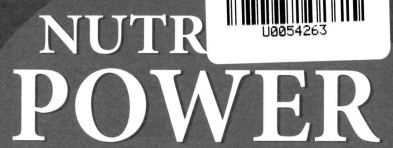

NUTR
POWER

HEAL YOUR CHEMISTRY AND HEAL YOUR BRAIN

營養的力量

修復大腦的關鍵元素

by William J. Walsh, PHD 威廉·威爾許

蘇聖傑 醫師——審訂翻譯

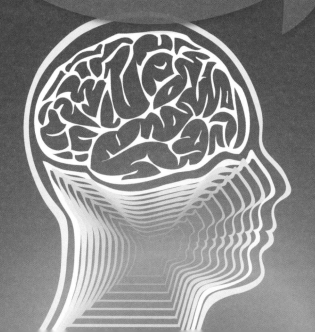

CONTENTS 目錄

23　01　**精神疾病與生化個體差異性**

> 關鍵營養素的失衡，可以影響大腦的生化運作及心智狀態，而每個人在營養需求及生化特性上，是獨一無二的，使得每個病患的需求都有所不同。

35　02　**大腦化學入門課**

> 神經解剖學及神經生化學，在過去兩百多年有驚人進展，使我們得以了解神經元的結構，以及大腦運作時的化學變化。

47　03　**心智健康的關鍵：營養素**

> 許多營養素與心智健康的維持有很大的關聯，因此每一種生化失衡，都可以透過營養治療矯正，無須動用到精神藥物。

83　04　**外基因學與精神健康**

> 許多精神疾病是在環境因子影響下，造成基因顯現錯誤所引發的。外基因學的進展給我們營養治療的方向，讓我們有可能在不使用藥物的情況下治療精神疾病。

105　05　**思覺失調**

> 早在古埃及的文獻裡，就記載了思覺失調，但數千年來，我們對這個疾病所知依然有限。嚴格來說，思覺失調是一個泛稱，包含的是一群表現相似，但本質上可能截然不同的精神疾病。

編審總序
新時代的治療方式，看見營養的力量
蘇聖傑醫師

一個時代的開始

　　二十世紀前半，以佛洛伊德學派為代表的心理治療，主導了精神疾病的治療方式，例如，當時思覺失調就被認為是孩童時期創傷經驗所留下的潛意識衝突，又或者自閉症是由於父母的過度冷淡，所以藉由談話治療化解潛意識衝突，或將父母與孩子分離，在當時是「再合理也不過了」。

　　但是一九五二年的一個意外發現改變了歷史，當時法國一家藥廠嘗試開發新的麻醉藥，研發過程中發現候選藥物chlopromazine（CPZ）對精神病患的激躁、幻聽、妄想有控制的效果，歷史上的第一個精神科藥物於是誕生。

　　因為成本相對低廉，效果又比心理治療快而顯著，再加上分子生物學跟基因學的進展跟客觀佐證，學界對思覺失調等精神疾病的成因，便大幅地從心理觀點轉往生理觀點，二十世紀的後半便成了精神藥物學的天下，一九八七年上市的百憂解更是讓精神藥物變成「日常用品」。

　　現今，主流精神醫學雖然強調生物、心理、社會因子必須一起考量，但就實務上，生物治療往往是主軸，而藥物則是生物治療的基石。

一條走盡的路

　　由於治療並非是建立在對病理的完全瞭解下，甚至是反過

來的，是因為 CPZ 有效才去分析跟推論它為何有效。例如 CPZ 有阻斷多巴胺受器使得多巴胺活性下降的藥理現象，加上一些促進多巴胺活性的藥物會引發類似思覺失調的症狀，因此思覺失調的多巴胺假說基於此而認為：病症的病理機轉，就是大腦神經突觸的多巴胺活性的異常上升。但是

1. 多巴胺受器阻斷劑對症狀相似的不同病人療效不一，部分病人症狀得到不錯的控制，部分病人症狀相對改善，部分病人一點反應也沒有。但不管如何，很少病人能完全康復。

2. 多巴胺本身有許多功能，但藥物沒辦法選擇性的只去壓抑產生症狀的腦區，因此也會同時壓抑本來正常的腦區，造成各式各樣的副作用。

這意味著，雖然症狀相似，但每一個病人生理上真正的異常是有所不同的，不是一個多巴胺異常就可以解釋的，而使用藥物本身還得承受一些副作用，原先醫師們認為，藥物是目前最能有效控制症狀的方法，加上在藥物還沒問世之前，觀察到病人在沒有藥物的控制下，大腦皮質會加速退化，因此大部分的醫師會認為症狀的控制可以避免將來大腦退化，並以此作為藥物使用的主要根據。

但是一九五二年至今，六十多年過去了，後續的追蹤研究結果似乎與預期有所不同，例如著名精神科期刊《Archives of General Psychiatry》在二〇一一年就發表了一篇研究報告，發現比起同樣生病但不吃藥的病人，吃藥的病人萎縮的比較快，這意味著，藥物本身雖然可以控制症狀，但長遠卻可能加速大腦皮質的萎縮。於是，用藥的正當性受到挑戰。

一段被遺忘的歷史

然而，在約莫在與 CPZ 誕生相當的年代，加拿大精神科醫

師亞伯拉・賀佛（Abram Hoffer, 1917-2009）就基於對糙皮症（pellegra）的敏銳觀察，發現該疾病的精神症狀表現與思覺失調幾乎無異，因此推斷思覺失調的成因之一，或許是慢性的維生素 B_3 缺乏，並對此進行研究，他陸續做過幾個雙盲實驗證實維生素 B_3 確有療效，由於 CPZ 等抗精神病劑太過耀眼，賀佛的成果沒能吸引太多人的目光，僅有美國醫師卡爾・費佛（Carl Pfeiffer, 1908-1988）進一步研究並擴充費佛的想法，他認為思覺失調等精神疾病，本質上是大腦營養失衡所引發的一種生化障礙，他做了大量的生化分析，例如在研究近兩萬個思覺失調病患後，將思覺失調分為組織胺過高、組織胺過低、及吡咯代謝障礙等分型，並據此給予營養治療，治療內容也有所擴充，不只是 B_3 等維生素，也包括氨基酸、脂肪酸跟礦物質。他認為「每一個可以控制症狀的藥物，都有一個對應的營養素，可以達到一樣的效果」。

但是對當時的醫師而言，這與他們所認知的營養學有很大的不同，因為那個時候大部分醫師認為，人在營養元素的需求量上的並沒有太大差別，而一般飲食的含量就足以供身體使用，因此對費佛的看法也就抱持懷疑的態度。

然而維生素 B_1、B_5 的發現者，美國生化學家羅傑・威廉斯（Roger J. Williams, 1893-1988）在一九六〇年代發現，個體間在生化反應上存有許多差異，這使得每個人對特定營養素的需求是有所不同的，需求低的可以輕易從飲食取得，而需求高的則可能就算飲食均衡，也難以滿足身體的需求，這個營養上的不足，並不會在一天兩天內造成明顯效應，但長期下來，結果就是各式各樣的疾病。

羅傑・威廉斯替整個營養治療提供了科學上的理論架構，不光是精神科，整個醫學都因此多了一個思考疾病的面向，這原本應該是革命性的發現，卻不為主流醫學所採納。

一條未走過的路

我們不禁會想，如果賀佛、費佛跟威廉斯的研究有被重視，並跟藥物治療互相搭配的話，是否才是現今醫學一直強調的整體醫療的真正體現，也就是在急性期有藥物可以控制症狀，但營養調整人體生理才能治療根本，藥物與營養並沒有衝突，都是治療的工具。然而藥物（藥廠）的強勢，將醫療體系推向一個過度診斷跟過度給藥的不健康生態。

回頭來看，我們看到了過去單純使用藥物的不足，但這多少有點後見之明，因為醫學的真正最大突破是在這二十年左右，其中之一就是本書作者反覆提到的外基因學（epigenetics），對許多人而言，這是一個陌生的名詞，基因學聽過，那「外」基因學是什麼？當一九五三年華生跟克利克發現了DNA的雙股螺旋結構，我們一度以為所有生命的祕密都將解開，可以找到疾病的編碼，找到那個醫師口中常常出現的生病原因：「體質」，但是在二○○二年，堪比登陸月球的人類基因定序計劃完成後，科學家很訝異地發現：

1. 我們的DNA中僅百分之二帶有基因（可以轉譯出蛋白質），剩下的百分之九十八是不直接帶有訊息的（不能轉譯出蛋白質）。

2. 人類DNA所含的基因數（約兩萬兩千）遠比原先預期的低，我們比雞（一萬六千七百三十六）多，但比葡萄（三萬零四百三十四）少，對！沒錯，比葡萄少。

3. DNA外的結構跟生化變化，也就是外基因，會影響基因的開啟跟關閉，更重要的是它還有遺傳性（過去以為DNA是唯一的遺傳材料）。

以上說明了，人類的DNA就跟環境一樣，是動態的，並非是一本寫死的書。可變動的外基因可以調節不可變動的基因，

使得我們的生理運作可以符合環境的需求,更進一步來說,我們的 DNA 是會聆聽我們所處的環境,而最重要的環境因子之一,就是我們每天吃下肚子的東西,換言之,食物不只是熱量、營養,更重要的,是一種訊息。

本書常舉的例子就是外基因的甲基化,甲基就像是基因的鎖,乙醯基則像是鑰匙,甲基跟乙醯基在外基因上的競爭,影響了基因表現與否。甲基受甲基循環的調節,而甲基循環能否正常運作又依賴 B_6、B_{12} 及葉酸的存在;乙醯基則受維生素 B_3 的調節。

就神經介質而言,負責製造多巴胺回收器的基因甲基化高於乙醯基化,結果就是停止製造回收器,因此多巴胺就氾濫,此時如果服用維生素 B_3 來增加乙醯基,就可以降低多巴胺,也就是跟抗精神病劑達到一樣的臨床效果,但卻沒有藥物的副作用,事隔五十多年,因為外基因學,賀佛的療法有了完整的學理基礎。

一個新的可能

當科學家們發現,原來調節 DNA 最有效力的東西,就是營養素,我們終於了解兩千多年前醫學之父希波克拉底所說的:「讓食物成為你的藥物,你的藥物就是你的食物」(Let food be thy medicine and medicine be thy food)背後的真知灼見。

個人從醫學院求學、醫學中心進行專科醫師訓練,到目前臨床工作十多年的時間中,很長一段時間都是受病理學及藥物學的訓練,學症狀的控制,這本身並沒有錯,但是控制了症狀後,原本應該與病人共同探究毒物暴露、人際關係、活動量、飲食、壓力等環境因子對細胞生理的影響,如此才能協助病人創造更健康的生活型態,換言之,藥物治療只是一個起點,但

是目前的主流醫療卻停留在此。

　　個人在這三年來陸續參與了《醫師我有可能可以不吃藥嗎？精神分裂症患者還不知道的自然療法》（麥格羅希爾出版）及《燃燒吧！油脂與毒素：B₃的強效慢性疾病療癒臨床實錄》（博思智庫出版），加上本書，算是精神疾病營養治療的三部曲，本書作者威爾許博士繼承賀佛跟費佛醫師，沒有藥廠之類的資源，致力於精神疾病營養治療的研究近三十多年，並取得許多豐碩的結果，當譯者在二〇一五年首次讀到本書的時候，一方面是興奮，一方面也感嘆自己過去視野的偏狹，也開始著手翻譯此書，因為個人認為醫師應該是一個教育者，一個資訊的傳播者，醫師有責任讓患者知道所有的訊息，特別是藥物之外的選擇。

　　希望這本書能打開一個新的可能，醫師能跳開藥物的框架，思考最新的外基因學及營養基因學（nutrigenomics）所隱含的意義，而病人們能得到更完整的照顧。

蘇聖傑　醫師

高雄醫學大學醫學系畢業
萬芳醫院精神科專科醫師
中華功能醫學會醫師
美國功能醫學會 AFMCP 結訓醫師
台灣營養精神研究學會醫師

推薦序之一
營養的力量，全方位的評估與治療
歐忠儒博士

健康的大腦，與身體健康息息相關，包括遺傳基因、後天營養、內分泌或壓力，都會影響到我們整體生活的步調及情緒。如果沒有好好照顧大腦的健康，不只是思考能力變差，情緒起伏也會越來越嚴重，甚至導致精神病患失去正常生活的能力。

現在我們很清楚個體差異性的重要，了解每個人有不同的營養需求，有些相似的症狀，如常見的憂鬱症或是精神分裂症等，背後往往是複雜的壓力因素或是營養素缺乏所造成，但現代醫學往往受制於藥廠的行銷，忽略一個人整體的需求。

大腦——生命的核心

大腦是身體第一優先保護的器官，也擁有第一優先的血液供給，外加血腦屏障保護，只允許氧氣、血糖及特定胺基酸等等通過。現在一般人開始有要保護腦血管、改善微血管循環的觀念，卻不知道提供大腦運作需要的營養素，正是維持日常生活水準，以及情緒管理最重要的關鍵。

大腦透過製造這些神經傳導物和荷爾蒙來調控內分泌，合成需要大量的胺基酸和各種維生素礦物質，缺一不可。由此可見，營養素對於大腦正常運作有多麼重要，直接影響到情緒，嚴重缺乏任何一種營養素，甚至會導致精神疾患。

藥物——有益卻也有害

為什麼一般普遍在討論精神疾患的時候，鮮少提及營養素

的缺乏，皆以藥物作為主流呢？答案很明確，因為一般醫學院的訓練中幾乎沒有營養培訓，包括不了解營養學的重要性，以及疾病與營養素缺乏之間的關聯性。

有些具營養學概念的醫生可能比較了解微量營養素在腦中所扮演的角色，但醫院中，一方面缺乏足夠的檢測分析工具，無法追查出問題的源頭；另一方面，一般醫生長期接觸到的，都是醫學期刊上藥廠贊助的研究成果，加上藥廠不斷在醫院中遊走，鼓吹藥物療效，使得醫生慣於接受藥廠提供的資源與治療方案。

營養治療的成本相對低廉，效果不輸藥物，但對於藥廠來說沒有利潤；事實上，精神科藥物的作用未必比營養素功效好，且帶來的副作用非常巨大，往往是造成病患無法自理和獨立生活的主因！

營養素——打造個人專屬療方

現在醫學進步，了解到每個人有不同遺傳基因，加上後天生活影響基因的表現也不同，現代生活壓力大，破壞原本身體吸收營養素的機制，加上工業化農業生產的食物營養含量不如從前，隨之而來各種過動症、自閉症、罕見的自體免疫疾病越來越常見，近年來研究發現皆與微量元素缺乏有關。

許多人在逐漸缺乏特定營養素的過程中，情緒越來越不穩定，但往往會直接被醫生貼上憂鬱症或是精神分裂等標籤，後半輩子從此就與這些病名，和不斷增加的各種藥物糾纏不清，不但無法痊癒，還必須承受各種藥物帶來的副作用及自責羞愧的陰影。

營養治療對於精神疾病具有突破性發展，這本書將引導讀者從精神疾病的基礎理論到營養治療的發展，深入淺出的介紹

大腦運作原理，針對各種精神疾病，清楚呈現營養治療的決定性角色，與相同作用的藥物比較臨床療效及副作用，並且延伸到不同基因表現的營養需求與環境毒素的影響。

我個人非常樂見本書的出版，衷心期待更多人了解營養檢測的重要性，並透過功能醫學的協助，找出問題的根源；更期望有更多專業醫務人員能藉由這本書，了解除了依賴藥物治療，還有更全方位的整體評估與治療方式，以幫助更多需要的人。

歐忠儒 博士

英國肯邦大學自然醫學博士
美國環宇大學東西方自然醫學研究所教授
美國自然醫學會（American Naturopathic
Medical Association）認證醫師
中華功能醫學研究機構創辦人

推薦序之二
藥物輔以營養素，精神疾病治療新方向
蔡昇諭醫師

　　有一位四十多歲思覺失調症的女患者已經服藥超過十年，她每次都含著一條洗臉的毛巾走進門診，坐下後拿出一疊宣紙，上面有用毛筆字寫著的工整字體，內容是關於為什麼這陣子不斷出現嘟嘴、擠眉弄眼等行為的諸多疑問。這名病患已經流了好幾年的口水，由於衛生紙消耗量太大，讓她不得不在嘴巴塞條毛巾，平時也因這奇怪的模樣而窩在家裡，不敢出門。

　　精神科藥物的副作用在少數病人身上留下了治療後的痕跡，這也是在權衡療效和傷害之後的「不得不」。我們雖然宣稱擁有這些先進武器可以消滅症狀，但也因而產生了許多後遺症。上述所舉的案例，雖較為罕見但確實發生著，不過那位病患沒有放棄治療，雖然她對於為什麼自己是少數具有如此嚴重副作用的特例感到不解，也因自尊心受挫而心情低落到無法進食，但她仍期待有治癒的一天，所以總是努力服藥，也持續地練習講話和咀嚼。

　　蘇聖傑醫師多年投入自然醫學，他翻譯的這本《營養的力量》，裡頭描述著精神醫學的歷史，是如何從蠻荒年代的著魔過渡到二十世紀的新發現，介紹了精神醫學的症狀學分類、疾病定義的形成，乃至於近五十年精神藥物的出現所衍生的種種好處與問題。作者並不忙於推翻前人的發現和努力。由於精神疾病往往混雜著從基因遺傳、家族環境，到後天性格、壓力源等諸多成因，在不同人身上更存在著不同的排列組合，需要通盤考慮。

　　作者擁有生化學和基因學的研究背景，以及許多臨床的治療經驗，因而能夠進一步延伸，從更為基礎的細胞學發現精神疾病

的致病因，這是仍在探索的一條新興科學之路。在每個章節，作者都會先將每種精神疾病的成因和現有治療做一概述，接著再進入作者的新發現，而這正是譯者蘇醫師從執醫生涯以來一路追尋琢磨之處，但願這樣的結晶能與讀者分享和討論。

行醫以來，「要不要吃藥？」幾乎是每位病人踏入診間的疑惑，病患時而因被控制監禁的住院陰影抗拒吃藥，時而又因為可以緩解壓力所帶來的焦慮而渴望吃藥，但卻形成一種新興的物質成癮，我很少聽見病人說「我討厭幻聽妄想所以請幫助我吧」這種簡單俐落的話。很顯然地，對於這部分，我們無法從教科書上的指導中獲得某個絕對的答案，但這並不表示不用依循某些醫療原則和藥物適應症，從本書的許多案例中，反而可以發現，藥還是得照吃，只是可以少量服用，再佐以作者深諳的金屬檢測和營養素補充等輔助療法，我想這或許才是作者的意圖。

我從當兵時期認識譯者蘇醫師至今，他不斷勇於挑戰和嘗試，建立了充滿人文風景的人間診所，摸索新一代的治療思維。他之前慢工細活磨出的診所，摒除得來速的傳統診所模式，讓空間本身就能讓人的心靈在此停頓、駐足、沈澱，因而在精神醫療上，獲得了新的反思空間機會。除了從個案身上，也能從自己身上汲取人與自然間該如何互相穿透和共生。如今，這個空間成為人文雅士品茶閒聊的悠閒去處，這本譯作在這個時機下誕生，格外令人期待，我們閱讀之際，也期待蘇聖傑醫師的下一個驛站。

蔡昇諭 醫師

台大醫院竹東分院精神科

推薦序之三

二十一世紀的醫療保健，
絕不能缺少整合性的模式

蘇冠賓醫師

美國知名影星及喜劇天才羅賓·威廉斯（Robin Williams）自殺身亡的消息，震驚世界，事實上，羅賓·威廉斯在積極治療之下，仍無法治癒這個疾病。顯然，目前醫學對「治癒憂鬱症」仍束手無策。根據全世界最大規模的憂鬱症臨床研究 STAR*D 的結果顯示：「四千多位病患在為期三個月的第一線抗鬱劑嚴謹治療下，只有百分之二十七病情緩解」；而且當病患很合作地配合為期一年「四階段、合併藥物及非藥物的治療」之後，竟仍有三分之一的病人沒有改善！

憂鬱症是二十一世紀的「健康殺手」。根據世界衛生組織的報告，憂鬱症、癌症與愛滋病是本世紀戕害人類健康，造成人類失能的三大疾病。憂鬱症比糖尿病或高血壓來得更「流行」，但卻常常被忽略，也很少被早期發現。憂鬱症造成患者自尊的喪失、酒精及藥物濫用、身體健康惡化及破壞人際關係與生活品質。根據統計，約有三分之二的憂鬱症患者曾經企圖自殺，而十分之一的憂鬱症患者不幸死於自殺。

儘管憂鬱症有很高的盛行率和死亡率，對患者及家屬皆造成巨大的身心傷害，但令人意外的是，接受適當治療的患者竟然少於十分之一。憂鬱症很少被正確診斷及治療的原因很多，包括：（1）患者常常不覺得自己「憂鬱」，反而較常以「非特異性的身體症狀（例如胸悶、疼痛、失眠、疲勞……等）」顯現病徵；（2）憂鬱症患者儘管處在「崩潰」邊緣，仍能努力維

持一般生活運作，使得周遭親友無法察覺；（3）憂鬱症的病理
特質常被誤解，有時甚至精神科及心理衛生工作人員也會有不
正確的觀念及態度，包括：「憂鬱症是壓力造成的」、「意志
力不夠堅強的人才會得憂鬱症」、「重鬱症患者不應該從事高
度壓力性的工作，例如老師、醫護人員」；（4）精神治療藥物
控制大腦、副作用嚴重、而且終身成癮等等，這些誤解和歧視，
都是造成憂鬱症延誤就醫的主因。

很多病人會問醫師：除了吃藥，還有沒有其他輔助的方法
可以的改善病情？運動、陽光、吃魚，到底對憂鬱症有沒有幫
助？事實上，在藥物治療仍為主流以及台灣目前健保制度的限
制下，抗憂鬱症藥物的實証資料和使用經驗的確是最為豐富，
然而，憂鬱症是複雜的疾病，藥物治療常常無法提供病患令人
滿意的治療成果，為了改善治療成效，當前世界的趨勢已經朝
向憂鬱症的整合性治療，包括合併心理（壓力管理、認知重建）、
社會（人際互動）及生活型態改變（光照療法、運動、營養療法）
的多方位介入。

在營養療法方面，我們在台中的「身心介面研究室」，是
國際間研究 n-3 脂肪酸（俗稱深海魚油）用做抗鬱療法的知名
團隊，我們率先發表「証實深海魚油抗鬱療效」的數個研究，
分別發表在著名的《分子精神醫學》、《生物精神醫學》、《臨
床精神醫學》、及《歐洲神經精神藥理學》期刊，這些研究至
今已經被引用超過一千次，並為歐美憂鬱症治療指引所引用，
成為國際間深海魚油在憂鬱症治療上的先驅。除了魚油之外，
我們也推薦維生素中的 B_1（thiamine）、B_9（folate）、B_{12} 及 D；
S- 腺苷基甲硫氨酸（S-adenosylmethionine，即 SAMe）、膽鹼
（choline）、鐵質（iron）、鋅（zinc）及鎂（magnesium），
以輔助病患成功對抗憂鬱症。

近年來「營養精神醫學研究」領域迅速成長，我們也和這

個領域的國際傑出學者，在二〇一二年成立國際營養精神研究學會，並於二〇一五年成立台灣營養精神研究學會做為分會，目的在推動營養科學在精神醫學上的應用，以提供病患更多有效的療法。因此，蘇聖傑醫師所譯註的這本《營養的力量》，正好是台灣的精神醫學最需要的一本參考資料。以我個人的臨床經驗為例，有太多病人從營養精神醫學的新療法上獲得夢寐以求的康復，我更希望透過蘇聖傑醫師這本《營養的力量》，能讓更多的人受益於醫學上的新知和科學的發展。

蘇冠賓　教授

中國醫藥大學　神經及認知科學研究所　教授兼任所長
中國醫藥大學附設醫院　身心介面實驗室　主持人
台灣營養精神研究學會　理事長

免責聲明

本書所介紹的營養療法，務必在有經驗的醫療專業人員協助下進行。營養過度跟缺乏一樣，都會對大腦功能產生不良的影響，不適切的治療可能會適得其反。

大腦是一個十分複雜的器官，能否正確找出細胞底層的生化障礙，需要血液、尿液的實驗室檢驗跟病人詳盡的病史，請讀者們切勿嘗試自行診斷跟治療。

本書中列舉的案例，除了作為不同生化障礙的範例說明外，也是病人真實的經歷，但為了保護病人的隱私，我們將人名等跟病情無直接關係的資訊做了修改。這些案例說明的用意，是讓讀者理解臨床診斷跟決策是如何形成，並不是用來證明營養療法的有效性。

最後，字典上對精神疾病的定義是「任何因為社會、心理、生物因子引起的認知、情緒、行為功能障礙」，本書用「精神疾病」這個詞僅是用以描述上述情形，沒有不敬、貶抑或貼標籤的意思。

本書的最大目的就是提供資訊，讓人們有最安全的方法可以恢復自己的能力、重新找回健康與幸福。

致謝

牛頓曾說，科學得以進展是因為我們可以站在前面偉人的肩膀上。羅傑・威廉斯建立了生物化學個體性，亞伯拉・賀佛則是第一個透過實驗，證實營養治療對精神疾病患者的有效性，卡爾・費佛對思覺失調做出生化分型，他們都是營養治療領域的巨人。

之所以會踏進精神健康這個領域，起因在我擔任志工的那段歲月，當時服務的對象是伊利諾州監獄服刑完畢的更生人。當時我很驚訝的發現，許多更生人其實來自很好的環境，他們的家屬都是學有所長，對社會有貢獻而奉公守法的公民。

許多更生人母親跟我說，她們的小孩在很小的時候，就很不一樣，在兩歲前就會有一些「驚人之舉」。這引起了我的興趣，引發了接下來在亞貢國家實驗室進行的一系列研究，在那裡，我尋找出了暴力犯的生化異常。

感謝當時指導我的雷斯・布里斯（Les Burris）、艾德・克洛克（Ed Croke）及華特・梅西（Walter Massey），他們鼓勵我並讓我從心所欲的使用實驗室，以及超過十多個亞貢實驗室的科學家跟工程師，志願奉獻個人的時間與才華來參與這些研究。研究的成功使得後續一九八二年健康研究中心（Health Research Institute）及一九八九年非營利機構費佛治療中心（Pfeiffer Treatment Center）得以建立。

強・歐拉（Jan Olah）、麥克・唐納修（Mike Donohue）

及鮑伯・湯瑪斯醫師（Dr. Bob Thomas）在臨床研究上的鼎力相助，我永遠感謝那些無私幫助精神疾病患者的醫師、護士跟相關的工作人員，他們在意病人而非賺錢，與他們一起工作真的很美好。同時我也要感謝艾德・坦茲曼（Ed Tanzman）等人多年來的協助。還有許多給予我們財務支持的善心人士，艾佛列特・哈吉斯（Everett Hodges）在一九八〇年代提供大筆的研究基金。布魯斯・金斯（Bruce Jeans）、茱蒂・尼科（Judy Nicol）、約翰・史凱頓（John Skelton）、瑪麗安・雷斯頓（Marion Redstone）及她的女兒瑪寧・羅（Marnine Lo）幾乎日夜不停地工作，協助我們發展醫師訓練計劃。泰德・得祖力克（Ted DeZurik）、榮恩・艾略特（Ron Elliot）及金姆・貝爾德（Jim Baird）則是提供了他們商業跟財務上的專才，讓基金會有穩固的財務基礎。

　　伍迪・麥克金尼斯（Woody McGinnis）博士則對於我們在自閉症的相關研究上貢獻良多，傑夫・塔培（Jeff Tarpey）及阿蒂提・古拉巴尼（Aditi Gulabani）對我們的研究計劃也有相當多的付出。而我之所以能對大腦有這些瞭解，都是因為羅伯特・狄維托（Robert deVito）醫師在過去十二年對我耐心的教導。

前言

　　本書基於最新科學研究，提出了一套自然療法，期盼能幫助無數苦於精神疾病的患者。

　　新研究帶來新思維，我們現在已經知道，由先天基因及後天環境所造成的營養失衡十分普遍，而營養失衡也會造成人體的生理變化：

- 血清素（Serotonin）【註1】、多巴胺（Dopamine）【註2】及其他重要的神經介質（Neurotransmitter，大腦細胞用以彼此溝通的化學分子）【註3】，在大腦細胞中持續地被製造出來，原始材料就是營養素，而這些營養素的體內濃度可能不正常。
- 營養失衡可以改變基因表現，進而影響神經突觸中的神經介質活性。
- 缺乏抗氧化物，會使大腦容易受到毒性重金屬的傷害。

──【註】──

【註1】血清素（Serotonin）：單胺類神經介質的一種，由色胺酸轉化而來，其功能的改變與憂鬱症等精神疾病有關。

【註2】多巴胺（Dopamine）：兒茶酚胺激素的一種，主要功能為神經介質，同時也是正腎上腺素及腎上腺素的前驅物。

【註3】神經介質（Neurotransmitter）：從一個神經元釋放出來的化學分子，將電生化訊息傳遞到下一個細胞。目前至少已發現一百多種神經介質，包含單胺類、氨基酸、多肽及其他化學分子或原子，例如乙醯膽鹼、鋅及一氧化氮。

神經科學家已經找出影響神經介質合成、基因調控及抗氧化能力的營養素，並可透過特殊的血液及尿液檢驗，檢測出這些營養素的失衡。使用自然物質來調整大腦中關鍵營養素的濃度，可以矯正人體的生化障礙，進而改善精神健康。

精神醫學在過去五十年有大幅的進展，但仍需要一個新的方向。對精神藥物過分依賴，已經不符合最新的科學發展，這些藥物或許幫助了為數不少的憂鬱症及其它精神疾病患者，但藥物通常只能控制症狀，而非讓人康復，更何況藥物常有令人十分不適的副作用。與其說是科學，藥物治療或許更像是藝術，因為其過程常是在不停的嘗試與錯誤中進行。

但其根本的事實是，所有的精神藥物對人體而言都是外來分子，進入身體帶來的是另一個不正常，而不是矯正失常。有效的藥物幾乎不可能沒有副作用。我們需要一個新的治療思維。

最新的腦科學已經讓我們可以從分子生物學的觀點來了解精神疾病，並提供非藥物治療的可行方向，確實矯正大腦內的生化異常。

儘管精神藥物在過去數十載，一直扮演一個吃重的角色，但現在科學進步至此，該是讓它退場的時候了。

※ 編輯體例說明：
1. 原書置於全文後的名詞解釋（GLOSSARY），為方便讀者檢索查閱，採「註」形式，調整至該名詞首次出現的各章節後，無法比對者置於「本書相關名詞解釋補充」（頁 266）。
2. 中文版審訂者，針對內文提出補充、附圖、附表，採「譯註」、「譯者附圖」形式，置於當頁呈現。
3. 中文版審訂者，撰寫「蘇醫師閱讀室：名人小故事」置於各章正文後方，延伸例證，提供讀者參照。

chapter
01

精神疾病與
生化個體差異性

最新科學研究發現，其實我們可以利用身體及大腦本來就會使用
的自然分子，使病患恢復至正常狀態，而不是使用對身體而言形
同異物的藥物，因為異物在人體內往往會造成另一項異常。

> 看了數千名精神病患後，我很驚訝地發現，營養過剩造成的問題竟比缺乏來得多！
>
> 這解釋了為何一般的綜合維他命與礦物質補充品，無法幫助病人，甚至實際上弊大於利。當病人體內已經有過多的銅、甲硫胺酸、葉酸、鐵時，再服用額外的補充品，就有可能造成惡化。

導論

　　歷史告訴我們，盲從比無知更阻礙科學進展。天文學曾一度被地球中心說箝制[1]，以至於數個世紀毫無進展。約翰‧貝歇爾（Johann Becher）的鍊金術觀點（Phlogiston theory，即燃素理論）[註1]，在被波以耳（Robert Boyle）推翻前也盛行了近一個世紀[2-3]，約瑟夫‧湯姆生（J.J. Thomson）的原子布丁理論，也使得人們在二十世紀初對原子核的構造產生誤解[4]。

　　精神醫學也不例外。十七世紀時，英國哲學家洛克（John Locke）認為人生下來有如一塊白板（Tabula rasa）[註2]的想法，主導了人類對心靈的想法長達三百年之久[5]。

　　洛克其實是重新演繹亞里斯多德的論述[6]，也就是每個新生兒在誕生之時心靈都是空白，是爾後的生命經驗造就了每個人的性格及心智特質。這個想法被佛洛依德（Freud）[7]、阿德勒（Adler）[8]等人擴充後，進一步把憂鬱、思覺失調（Schizophrenia，舊稱精神分裂症）[註3]及其他精神疾病歸因到創傷經驗上，特別是兒童時期的創傷經驗。

　　這樣的想法導致精神分析取向的治療大行其道，並在二十世紀達到高峰。一九六〇年代時，精神疾病的治療首選，是在精神

分析師的躺椅上進行各種生命經驗的探討。這樣的思維主導了精神醫學界近六十年，有數百萬的病人宣稱受此療法幫助。然而這個療法十分耗時、昂貴，且效果往往有限甚至不存在。

一九七〇年代時，白板理論被證明有根本性的錯誤，有明確的證據顯示出，我們與生俱來的內在傾向，會使我們發展出特定的個性與行為模式。

這個發現引發了精神醫學革命，於是，大腦底層的生物化學成為了新的焦點。

生物化學革命

精神醫學在一九五〇到一九七〇年代間，有為數不少設計良好的研究，用以檢視生命經驗對憂鬱、雙極性疾患（Bipolar disorder，舊稱躁鬱症）【註4】、思覺失調（舊稱精神分裂症），以及其他精神疾病的影響。

研究顯示，有過情感或生理上的創傷、貧窮及不良的生活條件，會增加這些疾病發生的風險。然而，這一系列研究最令人訝異的是——精神疾病的最佳預測因子，是**家族先前有沒有人罹患該疾病**，而不是任何特定的生命經驗。

針對被分開領養的雙胞胎所進行的追蹤研究，顯示出人類與生俱來的傾向是無法用「白板理論」來解釋的[9-11]。一九七〇年代中期，學界開始認同多數精神疾病的形成，多涉及先天基因及後天生化的失衡，而使得大腦無法正常運作。在很短的時間內，精神醫學的研究者把研究的焦點從生命經驗轉移到神經介質、神經介質受器（Receptor）【註5】，以及大腦的分子生物學上。

很快地，學界就了解到大腦生化極度複雜，要能對精神疾病的神經生物學（Neurobiology）【註6】有清楚的了解，可能要花上好幾十年的時間。但是有無數的精神疾病患者急需治療，於是當時唯一

已知、可以改變大腦運作的精神藥物，便成了治療的主流[12]。

起初，藥物帶來曙光，許多病況嚴重的患者對治療產生反應。但不幸地，症狀僅有部分改善，且伴有嚴重的副作用。早期的藥物，包含 Prolixin、Mellaril、Haldol、Thorazine，常有過度鎮定、個性改變、體重增加、性慾（Libido）[註7]喪失等十分令人困擾的副作用。過去三十年間，有許多新的藥物陸續被研發出來，包含選擇性血清素回收阻斷劑（Selective serotonin reuptake inhibitor, SSRI）[註8]類的抗憂鬱劑（Antidepressant）[註9]，及第二代抗精神病劑。

然而，嚴重副作用依然不算罕見，未來是否會出現不具副作用的精神藥物，我們不敢抱太大的期待。

但是最新科學研究發現，其實我們可以利用身體及大腦本來就會使用的自然分子，使病患恢復至正常狀態，而不是使用對身體而言形同異物的藥物，因為異物在人體內往往會造成另一種異常。

感謝科學的飛快進展，使得我們對大腦的神經介質、神經介質受器，以及分子生物學有足夠了解，並足以催生新的療法。我們將有機會目睹費佛定律（Pfeiffer's Law）的實現：「**每一個能夠解除病人症狀的藥劑，都有一個天然的物質可以達到一樣的功效。**」

神經介質的誕生

人類的大腦極其複雜[13-14]。每個成人平均約有一千億個神經細胞，而每一個神經細胞約有一千個神經突觸與其他神經細胞連接。每一個想法、動作及情緒，都涉及到大腦細胞間的訊息傳遞，而這些都需要神經介質。現在，科學家們普遍認同，大多數的精神疾病皆涉及神經介質的失衡或功能的改變。

一九七〇年代，大多數的研究聚焦於那些被認為會主導大腦

思考功能的少數幾種神經介質，如：低血清素與憂鬱有關；高正甲基腎上腺素（Norepinephrine）【註10】與焦慮有關；高多巴胺則與思覺失調有關。其他被廣泛研究的神經介質還包含了乙醯膽鹼、麩胺酸以及 γ-氨基丁酸（Gamma-aminobutyric acid, GABA）【註11】。除此之外，過去五十年間，還有許多附加的神經介質陸續被發現，目前已知約有一百多種神經介質存在於人類大腦。

我們並非一出生就帶有這些神經介質。終其一生，大腦就像一個化學工廠，不停地製造血清素、多巴胺及其他神經介質。科學家目前已經找出製造神經介質的特定大腦區域，及其製造的生化步驟。

營養素的力量

我們常忘了神經介質合成所需的原始材料，如胺基酸（Amino acid）【註12】、維生素（Vitamin）【註13】、礦物質、及其他自然生化物質……，其實都是來自食物。

例如血清素是由色胺酸（Tryptophan）【註14】合成而來，且在合成的最後一個步驟需要維生素 B_6 的參與；多巴胺可由兩種胺基酸合成，而其過程需要鐵及葉酸（Folate）【註15】；正甲基腎上腺素是由多巴胺轉變而來，其中銅扮演了關鍵的催化角色；再一個例子，鋅與維生素 B_6 在 GABA 的合成中，是不可或缺的。

若要有良好的心智健康，那麼在突觸中便需要有適當的神經介質活性。神經介質的再回收（Reuptake）【註16】，是決定活性的關鍵因子，就像吸塵器吸走灰塵那樣，神經細胞在釋放神經介質的同時也會開始回收它，而此回收過程是透過神經介質回收器（Transporter proteins）【註17】來完成的 15-16。

這個回收器是一種埋在細胞膜上的蛋白質（Protein）【註18】，就像是神經介質專用的通道。值得注意的是，**與神經介質的**

數量相較下，回收器的數量對神經突觸活性的影響，要來得大很多，大腦透過基因的表現持續地製造回收器，而製造速率會受特定營養素提升或者抑制，例如：DNA 甲基化（Methylation，DNA 與甲基結合增加）【註 19】是關閉基因製造回收器的主要機轉。

所以，若一個人有甲基化偏低的問題，便會導致回收器製造增加，而降低血清素活性（因為都被回收光了）及憂鬱傾向。

再舉另一個例子，甲基化偏高的人可能因為沒有足夠的回收器，而導致多巴胺在突觸內停留太久，造成焦慮及偏執的傾向。運用營養治療來調整甲基化程度，可以使突觸中的神經介質活性恢復正常。

許多基因及環境因子，都可能導致腦內營養失衡。假如大腦內用以合成神經介質的營養素過多或偏低，那麼精神或情緒失常就可能隨之發生。這樣的觀點，替憂鬱、焦慮及其他精神疾病的治療帶來不同想法，也就是生化療法（Biochemical therapy）【註 20】或營養療法。基本做法包含了透過血液、尿液或其他組織的檢查，來評估潛在的營養失衡，然後投與治療來矯正它。

個體的生化差異

每一個人體內都有一套與生俱來的生化特質，使得我們在個性、行為、心智狀態、免疫功能（Immune function）【註 21】及免疫反應皆有所不同。同一對父母所生的小孩，彼此間的基因差異組合，甚至可達四千多萬組。

人類不單從父母，同時也從祖先代代留存下來的基因庫，獲得生理特質。除了同卵雙生外，每一個人都有自己獨特的生化特性（嚴格來說，就算是同卵雙生也會因為外基因的差異，而有不同的生化特性），使得每個人都有不同的營養需求。

莎士比亞曾寫道：「一個人的佳餚，可能是另一個人的毒

藥。」（One Man's Meat is Another Man's Poison），例如，我們之中有一部分的人適合素食為主的飲食，其他人則不然。有些人可以單純從飲食取得生理所需的營養，但有些人需要額外服用補充品，才能克服基因的先天障礙。

羅傑・威廉斯（Roger Williams）在一九四○年代提出的生化個體差異性（Biochemical individuality）[註22]，是醫學界的一大突破。威廉斯本身是維生素 B_5（也就是泛酸）的發現者，同時也因對葉酸及其他維生素的開創性研究而聞名於世。

然而，他最偉大的貢獻，是在於發現營養失調跟心臟病等疾病間的關係。他的發現引發了研究的浪潮，許多科學家開始探究疾病的生物化學變化，並開發療法以矯正營養失衡。威廉斯在加州創立克雷頓生物化學研究院（Clayton Foundation Biochemical Institute），該機構一直以來在營養科學研究領域都處於執牛耳的地位。[譯註1]

——【譯註】————

【譯註1】我們的身高、體重等，是一種鐘形分佈（如右圖），也就是絕大多數人都集中在一狹窄的範圍內，用統計學的術語就是平均值的正負兩個標準差之內約涵蓋了百分之九十五的人，例如一百七十五正負十公分可能就可以涵蓋百分之九十五臺灣成年男性的身高，但是還是有身高兩百公分跟一百二十公分的臺灣男性，只是不多罷了。對特定維生素的需求也是類似，對大部分人而言，或許四百微克的葉酸就可以維持基本生理運作，但是假若有先天基因差異，例如MTHFR障礙，就算吃到一萬微克可能也還不夠。對每一種維生素而言，可能都有百分之五左右的人無法從飲食（我們的飲食往往熱量過高，但營養不足）取得足夠的量，而我們需要的維生素有上百種，因此每個人多少都有維生素缺乏，只是缺哪一種跟缺多少，而這也是慢性疾病的根源之一。

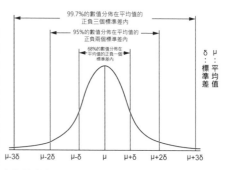

99.7%的數值分佈在平均值的正負三個標準差內
95%的數值分佈在平均值的正負兩個標準差內
68%的數值分佈在平均值的正負一個標準差內

δ ：標準差
μ ：平均值

μ-3δ　μ-2δ　μ-δ　μ　μ+δ　μ+2δ　μ+3δ

現在我們已經了解到，關鍵營養素的失衡，可以影響大腦的生化運作及心智狀態。因為這些異常，有些人發展出了憂鬱、對立反抗症（Oppositional defiant disorder, ODD）【註23】、過動（Hyperactivity）【註24】、注意力缺失（Attention deficit/hyperactivity disorder, ADHD）註25 等問題。

一個人的生化運作，會受到飲食及生活壓力事件影響，但最大的影響因素往往可追溯到基因或外基因上。外基因的概念，在第四章將有更詳盡的說明，但簡短來說，環境（飲食、毒物、生活型態）可以影響一個人基因的表現，而此改變並不在基因本身，而是在基因周圍。外基因可以解釋，為何基因完全相同的同卵雙生，會罹患截然不同的疾病。

完整的代謝分析，可以找出基因缺陷所造成的營養素相對不足。

其中有些僅小幅度影響生理運作，但有些卻可能導致嚴重的心智問題。針對具有基因缺損的人，服用大劑量的營養素，可以克服基因缺損所造成的營養缺乏。

看了數千名精神病患（Psychosis）【註26】後，我很驚訝地發現，營養過剩造成的問題竟比缺乏來得多。這可以解釋，為何一般的綜合維他命與礦物質補充品無法幫助病人，甚至實際上弊大於利。當病人體內已經有過多的銅、甲硫胺酸、葉酸、鐵時，再服用額外的補充品就有可能造成惡化。大多數的情況下，單靠特殊飲食或者一般綜合性補充品，是無法協助患者康復的。

困難在於，如何仔細找出過多及缺乏的營養素各是哪些，然後精準地矯正血液及腦中的營養失衡，這便是生物化學層次的治療。

尼采
Friedrich Nietzsche
1844 − 1900

名人小故事

> 愛情總帶點瘋狂，而瘋狂之中總有一絲理智。
> There is always some madness in love. But there is also always some reason in madness.

不同於康德跟黑格爾，就個人主觀經驗（例如如何得到幸福）而言，尼采認為並不存在一套客觀真理，可以讓每一個人去套用或遵循，他甚至認為真理不存在。

不管是宣稱上帝已死、自比為太陽，或是對女性極端的鄙視，都讓人誤解尼采是一個狂妄而自大的人，但他其實個性溫和。尼采的一生是悲劇性的，《查拉圖斯特拉如是說》印完之後，根本沒人要買，後期的作品更是只能全部自費出版。

他體弱多病，四十四歲那年，在目睹有人鞭笞馬匹時精神崩潰，出現誇大妄想，認為自己是耶穌、拿破崙、佛陀，並且想要處死德皇。

後來的學者對為何尼采會有躁症有些爭論，有人認為一部分原因是神經性梅毒（尼采在二十一歲時感染到梅毒），其醫師或許並沒有要傷害他的意圖，但侷限於當時的知識，所施予的治療卻是帶有毒性的汞，只能說是雪上加霜。二十世紀中葉盤尼西林問世後，因神經性梅毒所引起的精神疾病，就變得越來越罕見了。

蘇醫師
閱讀室

/ 註 1/

燃素理論（Phlogiston theory）：一個發源自古希臘時代的錯誤想法，當時認為火的產生是因為一種名為燃素的物質釋放。

/ 註 2/

白板（Tabula rasa）：一個關於人類心智的理論，認為人生下來如同一塊白板，後來的人格、情緒及知識都是後天經由經驗學習得來的。

/ 註 3/

思覺失調（Schizophrenia）：持續的精神病狀態，主要症狀為幻聽、多疑、妄想、混亂言語、焦慮、情緒低落等，導致明顯的社會及職業功能障礙。

/ 註 4/

雙極性疾患（Bipolar disorder）：一種重大精神疾病，躁期時會有異常高昂的精力、認知改變（自我膨脹及誇大）及情緒亢奮，之後則是鬱期。依據症狀嚴重度及病程，被細分為第一性、第二型雙極性疾患跟循環性情感疾患等，統稱泛雙極性疾患。

/ 註 5/

受器（Receptor）：一個蛋白質分子，位於細胞膜上或者胞漿中，可以接受神經介質的訊息分子。

/ 註 6/

神經生物學（Neurobiology）：研究神經分子結構、發展、功能的一門學科。

/ 註 7/

原慾（Libido）：情緒或精神上的一種驅力，主要來自原始慾望，例如性慾。

/ 註 8/

選擇性血清素回收阻斷劑（Selective serotonin reuptake inhibitor, SSRI）：抗憂鬱劑的一種，抑制回收器回收突觸中的血清素。

/ 註 9/

抗憂鬱劑（Antidepressant）：精神科用藥，多拿來處理憂鬱症、焦慮症。含單胺氧化酵素抑制劑、三環抗憂鬱劑、選擇性血清素回收阻斷劑（SSRI）及選擇性血清素 / 正腎上腺素回收阻斷劑（SNRI）。

/ 註 10 /

高正甲基腎上腺素（Norepinephrine）：兒茶酚胺類神經介質，由多巴胺合成而來，同時也是壓力荷爾蒙的一種。過高的正腎上腺素與焦慮及恐慌發作有關，過低則與焦慮及僵直有關。

/ 註 11 /

γ-氨基丁酸（Gamma-aminobutyric acid, GABA）：中樞神經系統最主要的抑制性神經介質。

/ 註 12 /

胺基酸（Amino acid）：含氨基、羧酸基及一個支鍊的化學分子。對生命維持十分重要，為蛋白質、酵素、輔因子及其他生化分子結構上的骨幹。

/ 註 13 /

維生素（Vitamin）：對正常生長及生理活動必需的微量脂溶性，或水溶性的有機化合物。

/ 註 14 /

色胺酸（Tryptophan）：一種必須胺基酸，合成血清素的必需材料，也影響幼兒的生長與成人的氮平衡。

/ 註 15 /

葉酸（Folate）：水溶性 B 群維生素之一，與 DNA、RNA 合成跟 DNA 的穩定有關，因此是身體製造新的細胞所不可或缺的必要營養素。

/ 註 16 /

回收（Reuptake）：神經介質從突觸被回收到原釋放細胞內的過程，通常是透過特殊的跨細胞膜蛋白達成。

/ 註 17 /

神經介質回收器（Transporter proteins）：一群協助特定類型物質進出細胞的蛋白質。在神經傳導上，此蛋白質使神經介質可以快速地從突觸被回收。

/ 註 18 /

蛋白質（Protein）：胺基酸鏈所形成的化合物，其胺基酸連接順序由 DNA 決定。蛋白質與細胞、組織跟器官的結構維持跟功能表現息息相關。

/ 註 19/

甲基化（Methylation）：將一個分子或原子加上甲基的過程，是外基因調控的主要機制。

DNA甲基化（DNA methylation）：一個自然發生的生化反應，去氧核糖核酸（DNA）的一部分會與甲基結合，用以調控基因的表現。它是可以影響基因表現的兩種外基因調控之一。

/ 註 20/

生化療法（Biochemical therapy）：運用身體化學反應所需的物質，而非藥物，來進行治療。

/ 註 21/

免疫功能（Immune Function）：由細胞、組織、器官及相關化學分子所形成的複雜系統，主要功能為避免身體受到外來有害物質的傷害。

/ 註 22/

生化個體差異性（Biochemical individuality）：每個人在營養需求及生化特性上都是獨一無二的，這使得每個人在飲食上的需求都有所不同。

/ 註 23/

對立反抗症（Oppositional defiant disorder, ODD）：行為障礙的一種，對父母或老師等權威角色有敵意、反抗跟不願服從的模式跟傾向。

/ 註 24/

過動（Hyperactivity）：異常的過度活躍或容易受激，常導致很大的情緒反應、衝動的行為，跟無法維持注意力。

/ 註 25/

注意力缺失（Attention-deficit/hyperactivity disorder, ADHD）：一種神經發展障礙，對學業及工作表現造成莫大影響。常見症狀包含停不下來、注意力差及衝動。

/ 註 26/

精神病（Psychosis）：精神疾病的一種表現，常見表現為個性的劇烈改變、認知功能障礙，及現實感的破碎（幻覺、妄想、多疑等）。

chapter

02

大腦化學入門課

神經元以大約每小時兩百英里的速度接收、處理及傳遞電生化訊
息，而大腦裡約有一千億個神經元細胞。神經元以外的細胞，如
神經膠細胞，則形成骨架，提供神經元結構上的支持，同時也滋
養神經元。

> 神經元就像漂浮在大腦裡的微小電池，換句話說，大
> 多數情況下，神經元彼此並不直接接觸。當被活化時，
> 神經元就像是一把手槍，把神經介質打到突觸裡。

大腦的化學協奏曲

每一個感覺、想法、情緒、動作及記憶，都需要由複雜但和諧（就像交響樂團一樣）的大腦化學訊號進行處理。神經解剖學及神經生化學（Neurochemistry）[註1]在過去兩百多年間有很驚人的進展，使我們得以了解神經元（Neuron）[註2]的結構以及大腦運作時的化學變化。

腦細胞是由普金吉（Jan Evangelista Purkinje）、高基（Camillo Golgi）等人，在十九世紀初期，利用高倍率顯微鏡及染色技術所發現的[17-18]。曾有一段時間，學界認為神經細胞彼此**直接**連結在一起，並形成複雜的神經迴路。然後在一八八○年左右，西班牙科學家卡哈爾（Ramon Cajal）發現，神經細胞實際上並非直接連結在一起，而是以釋放訊息的方式，與鄰近的神經細胞溝通[19]。原先，訊息被認為是像火花一樣，從一個細胞「跳」到另一個細胞。一八九○年時，英格蘭的薛靈頓實驗室（Charles Sherrinton's Laboratory）發現證據，**證明神經細胞間的訊息傳遞，在本質上是化學反應**，發生於細胞間存在的微小間隙中，薛靈頓稱之為突觸（Synapse）[註3]，這個字源自希臘文，本意是「緊抓」。

一九二一年，奧地利科學家勒威（Otto Loewi）發現第一個神經介質——乙醯膽鹼（Acetylcholine）[註4][21]。自此之後，有上百種大腦神經介質陸續被發現，現在已有很多研究致力於

精神疾病相關的神經介質，包含憂鬱（血清素）、精神分裂症（多巴胺、穀胺酸、血清素）、焦慮（正腎上腺素、GABA）及帕金森氏症（Parkinson's disease）【註5】（多巴胺）。

　　神經元以大約每小時兩百英里的速度接收、處理及傳遞電生化訊息，而大腦裡約有一千億個神經元細胞。神經元以外的細胞，如神經膠細胞（Glial cell）【註6】，則形成骨架，提供神經元結構上的支持，同時也滋養神經元，其數目遠多於神經元[22]。大部分神經元本體的尺寸約落在直徑四到一百微米（Micron）【註7】間，而細胞的軸突長度，短的不到一公分，長的可以到好幾吋。如圖2-1所示，神經元構造上有細胞本體跟樹枝狀的樹突（Dendrite）【註8】，樹突負責接收訊息，而長條狀的軸突（Axon）【註9】則負責送出訊息。軸突傳遞電氣生化訊息，使訊息得以跨過突觸。

　　神經元的細胞核包含DNA【註10】，而DNA很精細地纏繞在微小的組蛋白（Histone）【註11】上。一般來說，一個神經元有一千個樹突從細胞本體延伸出去，而每一個樹突上都有神經介質接受器，負責接收鄰近神經元送來的訊息。一般成人的大腦裡約有一百兆個接受器。軸突被一層叫做髓鞘（Myelin）【註12】的絕緣物質所包覆住，髓鞘約由百分之七十至八十的油脂（Lipid，即脂肪）【註13】及百分之二十至三十的蛋白質構成。

　　神經元就像漂浮在大腦裡的微小電池，換句話說，大多數情況下，神經元彼此並不直接接觸。神經元在不活化的狀態下，會因為細胞膜內外的離子濃度差，而有一個約十五分之一伏特的休止電位。當被活化時，神經元就像是一把手槍，把神經介質打到突觸裡。就像雪花一樣，沒有任何兩個神經元長得完全一樣，它們的形狀不同，被活化所需的電位閾值也有所不同。一個神經元只有在它的電位超過閾值時，才會被活化。

圖 2-1：神經元構造

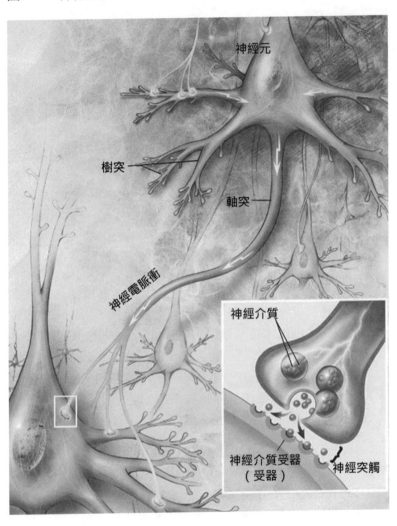

資料來源：http://en.wikipedia.org/wiki/Portal:Human_Body/Nervous_System

每一個神經元從樹突上的接收器接收無數神經介質，有的是興奮性的，有的是抑制性的。

當一個神經元被活化，會產生一個電生化脈衝，又叫做動作電位，它會沿著軸突往末梢傳送，最後釋放神經介質到突觸。這些分子結合到鄰近的神經細胞，繼續往前送出訊息。這是我們大腦神經元彼此溝通的基本原理。當活化了足夠的大腦神經元後，便能產生一個念頭或是一個動作。

在突觸前送出訊號的神經元，稱為前突觸神經元；在突觸後接受訊息的神經元，則是後突觸神經元。接收訊息的接收器，是一個個包埋在細胞膜裡的蛋白質。大多數的接收器，都有其獨一無二的造型，使它只能與一種神經介質結合（就像鑰匙與鎖一樣）。舉例來說，血清素接收器只能被血清素活化。

神經介質的生命週期

大多數的神經介質，是在神經細胞內經由一連串生化反應而製造出來，經過一段時間的使用後，就會損耗而被分解掉，其間的步驟如下：

1. 合成（透過生化反應）。
2. 被分包到囊泡（Vesicle）【註14】裡。
3. 釋放到突觸。
4. 與相鄰的細胞交相作用。
5. 被再回收到原來的細胞裡，供下次使用。
6. 分解。

第一步——合成：大多數的神經介質，是在靠近突觸的軸突裡進行合成的。參與反應的材料有：（1）穿過細胞膜進入細胞的胺基酸跟其他營養物質。（2）細胞核基因表現後製作出來的酵素（Enzyme）【註15】。合成完成後再經微導管（Microtubule）【註16】從細胞核被運送到軸突末梢。

第二步——包裝到囊泡裡：囊泡[23]就像在細胞質（Cytosol）
[註17]裡游泳的小泡泡，是細胞的儲藏間。囊泡一樣也是在細胞
核裡合成，並經微導管被運送到軸突末梢。囊泡膜上有一種叫
囊泡單胺傳送器（Vesicular monoamine transporter, VMAT）
[註18]的蛋白質[24]，透過此傳送器，神經介質被裝載到囊泡裡。
每個囊泡約可儲存二十到兩百個神經介質。一部份的囊泡在神
經細胞膜上，就像蓄勢待發的發射台，隨時準備把神經介質釋
放到突觸。

第三步——進入突觸：當神經細胞活化後，鈣離子便會大量
進入細胞內，造成囊泡打開，神經介質被釋放而進入突觸。破
裂的囊泡會被吸收成為細胞膜的一部分，或者回到細胞質，重
新成為合成囊泡的材料。

第四步——與相鄰細胞交互作用：一部分的神經介質接著穿
越突觸，結合到鄰近細胞的接收器，傳遞化學訊息，使該細胞
被活化或者抑制。例如穀胺酸是興奮性神經介質，傾向促進細
胞活化；相對地，GABA 是抑制性神經介質，傾向抑制細胞活化。
在短暫的結合後，神經介質便會被釋放回到神經突觸。

第五步——再吸收：透過回收器，神經介質可以很快地回到
原來的細胞中，並且被重新儲存到囊泡裡，等待下一次被釋放。
通常這個再回收的過程，決定了神經介質在突觸中的活性。例
如血清素回收阻斷劑（SSRI），就是直接抑制血清素的回收，
以增加血清素在突觸內的濃度。

第六步——消滅：神經介質最終會被分解，例如單胺氧化酶
（Monoamine oxidase）[註19]會將一部分的血清素分解。此外，
某些神經介質直接從突觸擴散而消失。圖 2-2 展現了一個大腦
細胞跟另一個鄰近大腦細胞之樹突間的突觸。

大多數精神科用藥的作用原理，就是改變神經介質在突觸

的活性 [12]。如上所述，血清素回收阻斷劑會阻斷回收器，減緩血清素離開突觸的速度。這等於血清素被困在突觸裡，就像一個乒乓球一樣地反覆刺激突觸後細胞。百憂解、樂復得、克憂果、立普能等抗憂鬱劑，選擇性地阻斷血清素的回收，而速悅（Effexor）及千憂解（Cymbalta）則是同時阻斷血清素及正腎上腺素的回收，來增加這兩個神經介質的作用效果。另一種類型的抗憂鬱劑，是所謂的單胺氧化酶抑制劑（Monoamine oxidase inhibitors, MAOIs），它會減少神經介質被酵素分解的速度。MAOI 類的藥物常會有嚴重的副作用，現多已被 SSRIs 取代。

圖 2-2：大腦神經突觸

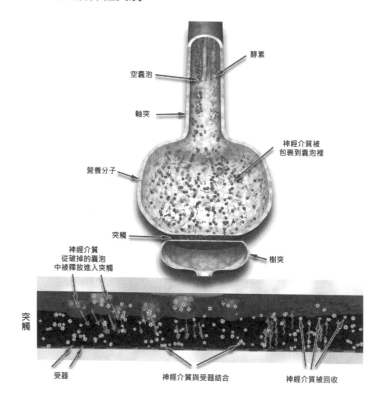

營養療法的好處

營養療法不同於藥物治療,是以符合身體自然運作的方式,矯正神經介質活性的失衡。

臨床上的挑戰,在於如何評估每一個人的生化障礙,據此給予個人化的治療,以回復大腦生化的正常運作。這樣的治療必須要由對維生素、礦物質、胺基酸及必需脂肪酸有相當了解的醫師來進行。對大多數的病人來說,生化治療有下列三項好處:

· 維持體內合成神經介質所需的營養素濃度。

· 使用特定營養素來修正神經介質活性的外基因表現。

· 減少自由基(Free radical)[註 20]所帶來的氧化壓力。

例如,許多憂鬱的病人體內維生素 B_6 不足,沒有維生素 B_6,血清素合成的最後一個步驟就會受阻。這些病人或許在服用百憂解之類的抗憂鬱劑後,會得到改善,但維生素 B_6 也能有一樣的效果。另一個例子是,甲基化營養物質,例如 S- 腺苷甲硫氨酸(S-Adenosyl methionine, SAMe),會抑制血清素回收器(Serotonin tranporter,SERT)[註 21]的基因表現,藉此提升血清素的活性。對許多病人而言,抗氧化營養素可以穩定 GABA、NMDA 等神經介質,在受器的活性表現。

使用營養素來矯正生化失衡有一個好處,那就是不會有藥物的副作用。因為營養物是自然界本來就存在的分子,而化學藥物對身體跟大腦則是外來的「異物」,只會引發出另一個異常的狀態。即使如此,營養療法與藥物或諮詢,還是可以一併進行,對醫療從業人員而言,其實增加了治療選擇的彈性。隨著腦科學的進展,營養療法也許會逐漸取代藥物,成為治療的優先選擇。

康德
Immanuel Kant
1724－1804

名人小故事

> 人必須自律，因為人本質是原始而野性的。
> Man must be disciplined, for he is by nature raw and wild.

康德是現代哲學的開啓者，他認為所有我們能經驗到的東西，都是心靈加工後的表象，這個世界的實際樣貌是不得而知的，唯一能掌握的就是自己的理性。

康德不喜歡社交，他去過最遠的地方，離家不到一百公里。他非常的自律，生活規律到鄰居用他散步的時間來校正家中的時鐘，其許多舉止近乎執著甚至強迫，像是如果僕人打破酒杯，他便會因為擔心刺傷人，而要求僕人把每一個碎片都收集起來給他看，然後再親眼看著僕人把碎片埋到花園裡才能放心。

在健康方面，他也有許多古怪的做法，例如他規定不管醫師怎麼說，自己無論如何最多只吃兩個藥片；還有為了避免感冒，除了夏季之外，在散步時都不與別人說話。他也不喜歡流汗，每當快要流汗了，就會躲在陰影下，一直到出汗的感覺消失了，才又重新起步。

某方面來說，康德可能跟部分強迫症病人一樣，都有 DNA 甲基化偏低的現象，但在程度上有所不同。另一方面，康德也因為掌握了自己的特質，才能夠在哲學的思考上發展出劃時代的洞見。

蘇醫師
閱讀室

/ 註 1/

神經生化學（Neurochemistry）：研究在神經系統作用的生化分子，例如神經介質、精神科用藥等對大腦功能的影響。

/ 註 2/

神經元（Neuron）：神經系統內可被刺激而產生電生化訊息傳導的一種細胞，神經元間彼此互動形成神經網路，進而執行特定功能。

/ 註 3/

突觸（Synapse）：神經細胞相鄰的微小空間，透過神經介質的釋放與結合，神經訊息得以從一個神經細胞進行到下一個神經細胞。

/ 註 4/

乙醯膽鹼（Acetylcholine）：單胺神經傳導介質，與記憶形成、神經肌肉間聯繫、副交感神經活性等功能有關。

/ 註 5/

帕金森氏症（Parkinson's disease）：中樞神經的一種進行性疾病，使得大腦黑質的多巴胺神經元逐漸的退化跟死亡，常見症狀包含肢體顫抖、肌肉僵硬、動作緩慢、步姿異常、咬字發音困難及面無表情。

/ 註 6/

神經膠細胞（Glial cell）：神經系統裡，圍繞在神經元周圍的細胞，主要功能為提供神經元物理、營養支持，也負責清除神經元的代謝廢物。包含星狀細胞、寡樹突細胞跟小膠質細胞。

/ 註 7/

微米（Micron）：長度的單位，百萬分之一米。

/ 註 8/

樹突（Dendrite）：神經元細胞本體突出分支的部分，用以從一個另神經元接受神經生化訊息。

/ 註 9/

軸突（Axon）：神經元延伸出的一個細長部位，將電生化訊息從細胞本體帶到其他神經元。

/ 註 10/

去氧核糖核酸（DNA）：所有生物都含有的訊息分子，常被比擬為藍圖，因為其含有建構細胞所需物質（例如 RNA）的合成指令。一段帶有訊息的去氧核糖核酸，就叫做基因。

/ 註 11/

組蛋白（Histone）：細胞核內一個具有強鹼性的蛋白質，將 DNA 包裹成核小體。他們是染色質裡的主要蛋白質，像卷軸一樣，讓 DNA 可以纏附在上面，並扮演著調控基因表現的功能。

/ 註 12/

髓鞘（Myelin）：圍繞在神經軸突的一個包覆性的結構，主要由脂肪跟蛋白質構成。髓鞘類似絕緣體，控制電生化訊息的傳導，同時提供神經細胞的結構性支持。

/ 註 13/

油脂（Lipid）：脂肪、蠟、固醇、脂溶性維生素、單酸甘油酯、雙酸甘油酯、磷脂質等分子的總稱，油脂是細胞膜的主要構成物，同時也是能量儲存的主要形式之一。

/ 註 14/

囊泡（Vesicle）：細胞內的一個袋狀的結構，內含液體。囊泡在大腦中儲存神經介質，以供下次釋放所需。

/ 註 15/

酵素（Enzyme）：身體所產生的一種蛋白質，負責催化跟加速相關的生化反應。

/ 註 16/

微導管（Microtubule）：提供神經軸突結構上的支持，神經細胞內運送營養物及胞器的管道，同時也參與有絲分裂。為直徑二十四奈米的直條狀結構。

/ 註 17/

細胞質（Cytosol）：細胞內的基質。

/ 註 18/

囊泡單胺傳送器（Vesicular monoamine transporter, VMAT）：囊泡上的跨膜蛋白質，專門將單胺類神經介質回收進囊泡。

/ 註 19/

單胺氧化酶（Monoamine oxidase）：在突觸將神經介質氧化（分解）的一群酵素，以減少神經介質在突觸的活性。

/ 註 20/

自由基（Free radical）：原子或分子上的不成對電子，會與其他分子產生反應而破壞其結構。

/ 註 21/

血清素回收器（Serotonin tranporter，SERT）：突觸前細胞膜上的蛋白質，負責回收突觸裡的血清素。

chapter

03

心智健康的關鍵：
營養素

我們內部的資料顯示，超過百分之七十的行為障礙、過動及注意力缺失以及憂鬱患者，在六個月的生化營養治療後停止用藥，可讓他們處在最佳的狀態。剩下的百分之三十，則需要少量藥物來避免症狀復發，幾乎所有的患者都可以減少用藥來降低藥物副作用。

> 若一個小孩出生時，帶有跟連續殺人犯一樣的生化缺陷，那麼除非我們矯正他的生化障礙，否則他長大後便很可能會成為罪犯。諮詢跟好的教養環境，對輕至中度的行為障礙或許有效，但你無法用「愛」來解決嚴重的生化失衡。

大腦——一座精密的化學工廠

　　想想看大腦中化學反應跟基因訊息處理的複雜度，你就能發現，人類大腦可以維持運作而不出錯這件事情，本身就像是一個奇蹟。若要讓大腦功能正常運作，那麼神經介質便需要在正確的位置裡有正確的濃度。而神經介質是在特定的神經元裡，經特定酵素催化下不斷地被製造出來的。例如，大腦裡絕大多數的血清素，是在腦幹裏的縫核（Raphe nuclei）[註1]合成，再透過軸突運送到整個大腦。還有另一個例子，多巴胺是在大腦多個區域中合成，例如黑質（Substantia nigra）[註2]跟腹側背蓋區（Ventral tegmental area）[註3]。【請參閱譯者附圖 3-1】

譯者附圖 3-1：大腦的多巴胺及血清素路徑

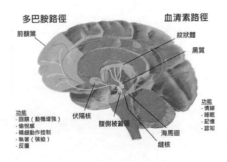

如同第一章曾提到的，神經介質的原始材料是胺基酸、維生素、礦物質，及其他自然營養素。這些材料在大腦中的含量，通常都被精密地調控著，不多也不少。

但基因的異常，可能導致材料需求改變，此時若是攝取無法滿足需求，就會造成神經介質濃度異常，以及嚴重的精神疾病。精神藥物可以有效地緩解神經介質濃度異常所帶來的症狀，但是，如同我們一再強調的，最新的營養治療，可以促進腦中神經介質正常化，療效上不輸給藥物，而且沒有副作用。

資料庫研究與早期的營養治療：以思覺失調（舊稱精神分裂症）爲例

加拿大精神科醫師賀佛（Abram Hoffer）是對思覺失調進行營養治療的先驅[25]。一九五一年，賀佛跟他的同事歐斯蒙（Humphrey Osmond）開始嘗試使用高劑量菸鹼酸來治療病人，他們發現此療法可以大幅減少病人的聽幻覺（Hallucination）【註4】及其他精神病症狀。

他們進行了六次安慰劑控制的雙盲實驗，發現與安慰劑組相較下，菸鹼酸使用組的聽幻覺等思覺失調症狀有明顯改善。此療法對年輕的病人效果最好，對於慢性病患者則效果較差。多年的研究後，賀佛發展出一套療法，建議思覺失調患者合併使用菸鹼酸、葉酸、維生素 B_{12}、維生素C、必須脂肪酸及特殊飲食。

賀佛醫師所建立的理論認為，思覺失調的病因是體內有過多的腎上腺素及其腎上腺氧化色素（多巴胺跟正腎上腺素的分解產物），所以他的治療目標放在正常化這些化學物質。然而，後續的外基因學（Epigenetics）【註5】研究發現，葉酸跟菸鹼酸可以藉由增加組蛋白的乙醯基化，來減少多巴胺的活性（詳見第四章），這或許才是數千個遵照賀佛療法的病人，得以改善的真正原因。

在和費佛（Dr. Carl Pfeiffer）合作下，賀佛團隊同時注意到，約有百分之二十的思覺失調患者有吡咯代謝障礙的情況。他們發現，這個情況是起因於某一種會導致鋅跟維生素 B_6 嚴重缺乏的先天基因功能異常。此後二十年，賀佛療法在全世界大受歡迎，數以百計的醫師採用此療法來治療病人。但在一九七三年時，美國精神科醫學會對此療法進行過的安慰劑控制試驗進行調查，結論認為賀佛的療法沒有壞處也沒有助益[26]，這份報告直到今天都還具有相當多的爭議。雖然許多醫師都還是持續使用此療法，但主流精神醫學界始終沒有承認此療法的有效性。幸好分子矯正醫學會跟《分子矯正醫學期刊》都仍然推廣此療法。

　　吡咯（Pyrrole）【註6】對精神狀態的影響，早在五十多年前就被發現，當時研究人員注意到部分有精神病症狀的病人，其尿液檢體會呈現淡紅紫色，而病人臨床表現亦十分相似，於是紫因子（Mauve factor）【註7】就成了熱門的研究題目。賀佛跟費佛發現，有超過百分之二十的思覺失調患者有此現象，他們的研究團隊定出此分子的結構，認為紫因子是吡咯。多年來，這個化學分子一度被誤以為是隱吡咯，醫界也就將錯就錯地把它稱為吡咯尿症。但實際上，紫色的真正來源是一個複雜的化學分子 HPL（Hydroxyhemopyrrolin-2-one）【註8】。而此症候群現在被更名為吡咯症。二〇〇六年時，麥克基尼斯（McGinnis）等人曾發表一篇研究文章，深入探討吡咯化學性質及其在心智健康的影響性[27]。

　　賀佛早期的研究啟發了一位美國醫師——卡爾·費佛博士，他花費了畢生精力研究營養素在心智健康上所扮演的角色。一九五〇年代末期，費佛在一間研究醫院工作的期間中，注意到

一名僵直性精神病患者的血液檢查有異常表現。他從靜脈注入胺基酸、維生素跟礦物質來治療此病患，不到一個禮拜，病患幾乎完全康復。於是，醫院便著手調查為何此病患會突然復原，且行動自如，跟正常人幾乎沒有兩樣。該份調查報告認為，病患的復原跟費佛的營養治療無關，於是停止了費佛的營養處方。兩週後，病患又回到僵直（Catatonia）【註9】的狀態。在費佛的治療下，病患進出醫院數次，但醫院的領導者始終不願相信，費佛的療法可能是病患得以改善的原因。費佛開始感受到自己與主流醫學的格格不入，這也開啟了他走向將營養素運用在精神疾病治療研究生涯。費佛最後致力於思覺失調的治療，並在紐澤西創建了普林斯頓大腦生物科學研究中心（Princeton Brain Bio Center）。

費佛評估了超過兩萬名思覺失調患者，並且創建出此疾病有史以來最大的生化資料庫。他最偉大的貢獻，在於發現思覺失調的不同生化分型（Biotype）【註10】，每一個分型都有其獨特的臨床表現跟血/尿液檢查異常[28-29]。此發現跟長久以來認為「思覺失調是個涵括了數個不同精神疾病的統稱」之想法不謀而合。

費佛嘗試區分病患間不同的生化跟臨床表現，並藉此給予個人化的營養治療。他認為，百分之九十的思覺失調病患可以被區分為三個主要的生化分型，分別是低組織胺型（Histapenia）【註11】、高組織胺型（Histadelia）【註12】及吡咯尿症，另有百分之四的個案則是因為麩質（Gluten）【註13】過敏。他同時也辨識出數個較罕見但依然會引起思覺失調的疾病，包含紫質症（Porphyria）【註14】、同半胱酸尿症（Homocysteinuria）【註15】、甲狀腺功能低下及多渴症（Polydipsia）【註16】。

費佛相信組織胺（Hisatmine）【註17】缺乏及銅過多，會造成典型的偏執型思覺失調（Paranoid schizophrenia）【註18】，症狀表現以幻聽為主【譯註1】。他使用葉酸、維生素B$_{12}$、菸鹼酸、鋅及其他的營養分子來治療此分型。相對地，組織胺過高的分型，

往往有較厲害的妄想跟僵直行為，他用甲硫胺酸、鈣來治療這個
分型的病人，有時亦合併採用抗組織胺。另外百分之二十的病人
則符合吡咯尿症分型，症狀有聽幻覺跟妄想。此型的治療需要非
常大量的維生素 B_6 跟鋅。

組織胺是一個神經介質，而費佛認為組織胺的濃度異常是產
生思覺失調的主因，因此他把療法的重心放在矯正大腦組織胺的
濃度並不難理解。一九九〇年代初，我發現與組織胺相較下，甲
基（Methyl group）[註19]跟葉酸對精神健康有更大的影響，因
此我認為組織胺僅是思覺失調的相關因子，而非決定性因子，舉
例來說，有數百名病患在血液組織胺濃度不變的情況下，症狀依
然出現了改善。這麼看來，費佛發展出了有效的治療方式，但對
於為何有效的解釋是不完全的。

現今，血液組織胺被拿來當作甲基化程度的指標，而甲基化
跟精神健康有很大的關係，組織胺與甲基在體內的濃度則存在著
反比的關係。逐漸地，費佛的高組織胺跟低組織胺分型，被甲基
化過低及甲基化過高分型給取代，因為我們逐漸了解到甲基化程
度對血清素、多巴胺，及正腎上腺素活性的深遠影響。

然而，這個思考架構一開始沒有辦法解釋出，為何葉酸跟維
生素 B_{12} 這些促甲基化物質，反而對甲基化偏低的病人造成反效
果。直到二〇〇九年，我們發現「甲基與葉酸對神經介質，在突
觸回收上的外基因運作有相反的影響」後，這個謎題才被解開。

血清素、多巴胺及正腎上腺素在腦中的活性，主要取決於前
突觸的回收器。先前我們提過，這個回收器會在神經介質被釋放

────【譯註】────────────────────────────────

　【譯註1】由於組織胺的缺乏，使得這類型病人在服用菸鹼酸時比較不會出
現潮紅的現象。

到突觸後，將之回收進神經細胞。現代精神科藥物的藥理作用，多半是設計來影響這個回收的過程。而回收器的基因表現跟製作，分別受甲基化的抑制跟乙醯基化的提升，這部分會在第四章再詳述。

所謂乙醯基化，是指將一個分子加上一個乙醯基（CH_3CO，Acetyl group）[註20]的化學反應。DNA 跟組蛋白的甲基跟乙醯基之比例，會決定回收器的製造量，進而影響神經介質在突觸的活性。雖然機制有所不同，但葉酸與菸鹼酸都會增加 DNA 跟組蛋白的乙醯基化（詳見第四章）。相反地，甲硫胺酸跟 SAMe 則增加 DNA 跟組蛋白的甲基化。

綜合來說，血清素、多巴胺、及其他神經介質，很強烈地受到體內甲基／葉酸之比例的影響。在二十五年的研究後，我們終於對賀佛跟費佛醫師的療法為何有效，產生了令人信服的解釋。

費佛 [28-29] 跟我 [30] 研究超過三萬個精神疾病患者，跟一萬五千名行為障礙、過動及注意力缺失症候群或自閉症患者。評估這些患者的過程中，累計了百萬筆的血液、尿液、組織生化檢查報告。相較於一般健康的人，這些患者中具有生化異常者占了很高的比例。考量到樣本數目龐大，這樣的結果不大可能是偶然。

數千名思覺失調患者經費佛治療後獲得改善，但若沒有對此療法進行安慰劑控制試驗，就無法取得主流學界的認同。費佛在一九八八年辭世前，被提名為諾貝爾獎候選人（但沒有獲獎），並普遍被視為是當時世上生化療法的簡中翹楚。費佛的非營利研究機構，普林斯頓大腦生物研究中心，在一九九〇年代因為財務困難不得不停止營運。但是許多醫師與醫療單位在他死後，依然延續其研究。他曾訓練過無數的醫師，教導他們精神疾病的營養療法，而此療法在全世界從事替代療法的醫療人員間，依然持續被使用著。

約十二年的合作期間中,我很幸運有機會跟費佛一同評估過約五百名精神科患者與行為障礙的個案。在費佛的督促下,我在伊利諾州建立非營利的費佛治療中心,在這個中心,我治療過超過兩萬五千名病患,其中包含數千名的思覺失調病患。創建初期,我幾乎完全移植普林斯頓大腦生物研究中心的所有做法,實驗室檢查、病史收集、診斷到治療方法。

但接下來,隨著腦科學進展及對營養素對神經介質作用的了解,我們逐漸修正並改進療法。二〇〇八年,我離開費佛治療中心,著手設計跨國性的醫師培訓課程。不幸地,費佛治療中心於二〇一一年七月由於財務困難,不得不結束經營,但幸運的是,全世界依然有許多極具才能的醫師,已成為這個療法的專家。

處理生化失衡

過去三十年長期的追蹤研究發現,一個人生化失衡的傾向是會持續終生的,這意味著,此一失衡在本質上不是基因就是外基因的。許多情況下,有一些特定生化障礙,早在兩歲左右就會開始展現,例如,自小就對動物有虐待行為的小孩。生化失衡對人的影響,取決於失衡的嚴重度跟後續環境因子的暴露。例如一個有輕度侵略性行為的小孩,假如有好的飲食、沒有經歷創傷性事件,並且在一個關愛的家庭中成長,那麼他還是可以有正常的發展。

然而,若一個小孩出生時,帶有跟連續殺人犯一樣的生化缺陷,那麼除非我們矯正他的生化障礙,否則長大後便很可能會成為罪犯。諮詢跟好的教養環境,對輕至中度的行為障礙或許有效,但我們無法用「愛」解決嚴重的生化失衡。同樣地,基因上具輕微的憂鬱傾向,可以在好的環境、運動跟諮詢下改善,但若憂鬱傾向嚴重,便需要積極的生化治療,特別是個別化的營養治療。

生化失衡的因子

多年來，明明是不同病症的病患卻擁有相似的生化障礙，這件事令我困惑不已。例如，在絕大多數的過動、學習障礙（Learning disability）【註21】、產後憂鬱患者（Postpartum depression，PPD）【註22】、自閉症，及偏執型思覺失調患者身上，都可以觀察到銅過量。而另一個例子，是在反社會人格障礙、憂鬱症、厭食症、強迫症及情感性思覺失調的患者身上，也常能觀察到甲基化偏低。造成這些生化障礙的可能因子如下：

- 銅過高。
- 維生素 B_6 缺乏。
- 鋅缺乏。
- 甲基／葉酸失衡。
- 過多的氧化壓力（Oxidative stress）。【註23】
- 胺基酸失衡。

最後，我瞭解到這些因子間有一個共同性：它們都會影響神經介質的合成或功能。這不可能是巧合。由於精神疾病往往涉及不止一種神經介質的失衡，這讓情況益發複雜。例如，反社會人格障礙合併犯罪行為，多有鋅缺乏、氧化壓力過度、甲基化過低以及重金屬中毒的情況；偏執型思覺失調的患者則往往是甲基化過高、葉酸缺乏與銅上升。因為基因的變異，一種化學失衡，可能造成許多不同的臨床表現。但上述的每一種失衡，都可以透過營養治療矯正，而無須動用精神藥物。

治療失衡的因子

銅過度

十九世紀，麥斯納（W. Meissner）發現銅存在所有的生命形態裡 31。我們現在也知道，銅在神經介質的合成、呼吸

作用的電子傳遞鏈、免疫功能、能量代謝及成長上，扮演十分重要的角色 [32]。多數病人血液裡的銅濃度，在金屬硫蛋白（Metallothionein，MT）[註24]、攜銅蛋白（Ceruloplasmin）[註25] 及其他蛋白的作用下，被控制在一個十分狹窄的範圍內。不幸地，許多人有先天上的基因缺陷，使得銅調控的能力出問題，而讓身體常陷入嚴重的銅過度。

銅是合成正甲基腎上腺素（簡稱正腎上腺素）的輔因子（Cofactor）[註26]，而正腎上腺素的失衡與許多精神疾病有關 [32]。如圖 3-1 所示，正腎上腺素是大腦在多巴胺上加上一個甲基合成而來。這個化學反應發生在多巴胺分子的儲存小泡裡，並且需要合成酵素多巴胺 β-羥化酶（Dopamine β-hydroxylase, DBH）[註27]、二價銅離子、維生素 C 以及氧氣等輔因子。DBH 是一個含五百七十六個胺基酸的複雜分子，它在結構上與許多銅離子結合。維生素 C 保護 DBH，避免它被氧化掉，並供給反應所需的電子。氧氣則是提供製造羥基（Hydroxyl group）[註28] 所需的氧原子。

圖 3-1：正腎上腺素的合成

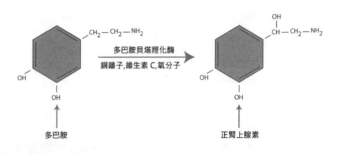

CH₂ — CH₂ — NH₂

多巴胺貝塔羥化酶
銅離子,維生素 C,氧分子

多巴胺　　　　　　正腎上腺素

當銅過量時，多巴胺的含量會下降，而正腎上腺素則會上升。此重要神經介質的不平衡，與思覺失調、雙極性疾患、產後憂鬱、過動及注意力缺失、自閉症還有侵略性行為有關。在兩項動物試驗中，利用飲食將血液銅下降百分之七十五，對腦中正腎上腺素跟多巴胺濃度皆造成了很大的改變[33-34]。

大多數血中銅濃度上升的患者，也同時合併有鋅下降跟過多的氧化壓力。在健康的人身上，銅濃度由金屬硫蛋白（MT）等蛋白質調控，這些蛋白質會結合過多的銅，並將之帶出身體外。然而，MT 的活性會因為鋅缺乏或者氧化壓力過大而大幅下降，在這樣的情況下，患者發展出精神症狀的風險會大幅增加。

許多精神疾病患者有先天的基因傾向，使得銅濃度不易下降，因此，發展出精神疾病的機會就會增加。營養治療可以有效地矯正多巴胺跟正腎上腺素的失衡，此法的優點是相對便宜，而且在使用得宜的情況下，並不會有副作用。

維生素 B_6 缺乏

維生素 B_6 在大腦中的濃度，約是血液中的一百倍，它對大腦心智功能的運作，有十分關鍵的影響。嚴重的 B_6 缺乏跟易怒、憂鬱、短期記憶力不佳及精神病症狀有關[35-36]。

其實這說來不意外，因為 B_6 是合成血清素、多巴胺、及 GABA 三個重要神經介質的必要因子[37-39]。B_6 有三種不同的化學形式，最常見的是鹽酸吡哆醇（Pyridoxine hydrochloride），它在人體內會被轉化為吡哆醛 -5- 磷酸（Pyridoxal-5-phosphate, PLP 或 P5P）【註29】，也就是真正具有活性的形式。

PLP 是一乙醛（Aldehyde）【註30】化合物，其傾向移除其他化合物的羧基（-COOH，Carboxyl group）【註31】。其中一個重要的例子，便是 5-HTP 轉換為血清素（5-HT）。圖 3-2 就是血清素合

成的最後一個步驟，其中 PLP 扮演輔酵素的角色。在此反應中，PLP 與酵素芳族左旋氨基酸脫羧酶（Aromatic L-amino-acid-decarboxylase, AADC）結合，將 5-HTP 的羧基拿走。有先天或後天 B$_6$ 缺乏的患者，往往會無法製造足量的血清素，臨床上便容易發展出憂鬱、強迫症、及其他精神疾病。血清素回收阻斷劑 SSRI 等抗憂鬱藥物，可以增加血清素的活性，但營養治療矯正維生素 B$_6$ 及 PLP 在腦中的濃度，也可以達到一樣的效果。

維生素 B$_6$ 的活性形式 PLP，也是腦中合成多巴胺跟 GABA 的必要因子（圖 3-3 及 3-4）。不論是先天或後天的 B$_6$ 缺乏，都會導致這些重要神經介質低下，進而引發一連串的症狀，例如過動及注意力缺失、憂鬱、焦慮以及睡眠障礙。若 B$_6$ 嚴重缺乏，將足以壓抑這些神經介質，進而導致精神疾病，甚至厲害到需要使用精神藥物，如利他能、血清素回收阻斷劑或贊安諾之類的苯二氮類鎮定劑（Benzodiazapine）[註32]治療。

使用維生素療法來矯正 B$_6$ 的濃度，也可以達到一樣的療效，在一部分個案中，甚至可以完全取代藥物。

圖 3-2：血清素的合成

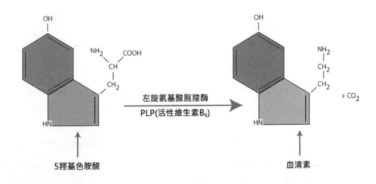

左旋氨基酸脫羧酶
PLP(活性維生素B$_6$)

$+ CO_2$

5羥基色胺酸

血清素

Copyright 2012 © Walsh Research Institute

　　除了參與神經介質的合成外，B_6 還跟體內八十多種生化反應有關。維生素 B_6 缺乏，會引起許多隱微的生理症狀，臨床上其實很難覺察，包含了神經質、不好睡、肌肉無力及行走困難。B_6 缺乏的黃金檢驗標準，是血液轉氨酶刺激測試（Transaminase [註33] stimulation blood test）[40]。而大多數的 B_6 缺乏，都會有吡咯上升的情況，此時以尿液篩檢吡咯是方便而經濟的方法 [27]。因為 B_6 缺乏經常是基因的問題（無法有效率利用），因此需要非常高劑量的 B_6，才足以矯正血液跟腦中的不足（彌補基因功能的低下）。 [譯註2]

圖 3-3：多巴胺的合成

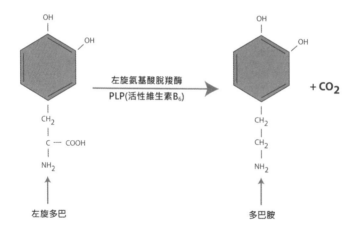

Copyright 2012 © Walsh Research Institute

---【譯註】---

【譯註2】血液轉氨酶刺激測試在臺灣並非常規檢測項目，替代的方法是檢查尿液裡的黃尿酸（Xanthurenic acid）濃度，當 B_6 不足，黃尿酸會上升。

圖 3-4：GABA 的合成

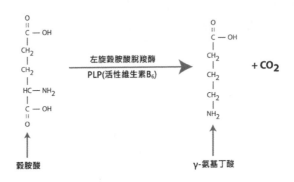

左旋穀胺酸脫羧酶
PLP(活性維生素B_6)

$+ CO_2$

穀胺酸

γ-氨基丁酸

　　B_6 過量會造成神經病變，其症狀是皮膚的感覺異常。然而此副作用往往短暫，且在減少 B_6 劑量後就會消失。另一個 B_6 過量的常見症狀是極端的多夢。B_6 缺乏的患者，往往可以承受非常高的劑量，而若無缺乏則有可能在一般劑量下就出現副作用。一九八〇年代中期，費佛和我發現，許多因吸收不良而消瘦的思覺失調患者，對於一般型的 B_6 反應不佳，但對 PLP 反應很好。我們稍後也注意到，也有一部分的人對一般型的 B_6 反應較好。到八〇年代末期，我們開始給患者一般型及活性型 B_6 的混合製劑，發現所有患者都有不錯的反應，此做法保留至今仍在施行。

鋅缺乏

　　鋅是所有生物維持生命所必須的微量礦物質[41]。大多數健康的人，可以從飲食中獲取所需的鋅。人體對鋅的吸收通常很有效率，飲食中有大約百分之三十八的鋅，可以被吸收進入血液，在肝門靜脈裏，由白蛋白（Albumin）【註34】、運鐵蛋白及左旋組胺酸（L-histidine）【註35】運送到肝臟。鋅一旦進入肝臟，絕大多數會與金屬硫蛋白結合，然後被運送到全身供所需的細胞利用。

鋅跟蛋白質結合後便十分安全，鋅過量跟中毒的情況十分罕見。

鋅缺乏，是精神疾病患者中最常見到的生化失衡。有超過百分之九十的憂鬱症、過動及注意力缺失、自閉症以及思覺失調的患者，血中的鋅出現輕度不足到嚴重缺乏的情形。對此現象的解釋之一，是大多數的精神疾病都合併有嚴重的氧化壓力（詳見附錄B），使得鋅被耗竭。此外，**鋅在 NMDA 受器的活化跟抑制上扮演重要的角色，**而此與心智健康有很大的關聯。

生長遲滯、脾氣容易失控、免疫功能異常、憂鬱、傷口癒合困難、癲癇（Epilepsy）[註36]、焦慮、神經退化性疾病、荷爾蒙（Hormone）[註37]失調及學習障礙，都與鋅缺乏有關。

鋅是人體內兩百多種酵素合成的必要成分，也同時存在於RNA聚合酶、鋅指（Zinc finger）[註38]及其他與細胞分裂、基因表現有關的重要蛋白質中。鋅在大腦功能的維持上十分重要，包含如下：

- 鋅金屬硫蛋白是保護大腦、避免不當化學物質進入大腦的血腦障蔽（Blood-brain barrier）[註39]的主要成分。
- 大腦中的鋅蛋白可以保護大腦，避免氧化自由基傷害腦細胞、神經髓鞘、及改變神經介質濃度。
- 鋅可以協助飲食中的維生素 B_6 順利轉換成活性的 PLP，進而協助血清素、多巴胺、GABA 及其他神經介質的合成。
- 鋅缺乏會造成銅過量，而使大腦多巴胺及正腎上腺素的濃度改變。
- 鋅缺乏會導致 GABA 的濃度改變。
- 鋅本身也是神經介質，被儲存在囊泡裏，也會被釋放至突觸裡。
- 鋅會影響 NMDA 受器的活化跟抑制。

不論是先天或後天的鋅缺乏，通常都可以用營養治療，在兩

個月內獲得矯正。但必須注意，如果個案有嚴重的重金屬或銅過量，很可能在治療過程中會被大量釋放而進入血液。血液中的鋅上升會導致金屬硫蛋白及其他含鋅蛋白的製造增加，而這些蛋白會將原本儲存在組織裡的重金屬等毒素給「趕」出來。特別是體內鎘過量的患者更應多加留意，因為大量的鎘從組織被釋放出來後，可能會傷害腎小管。

許多神經科學家在思考精神疾病時，不把鋅看在眼裡，因為他們認為：

- 多數人從飲食可以獲取足夠的鋅。
- 多數人體內的恆定系統，都可以調節血液鋅含量。
- 鋅並不直接參與多數神經介質合成的速率決定步驟。

但是，有數百萬人具先天上的基因問題，使得他們鋅耗損得非常厲害，而讓大腦生化跟心理功能出現障礙。評估跟治療數千名具有侵略性行為的孩童後，我們從家屬回報中，得知鋅含量的矯正，大幅地改變了這些小朋友的行為。我認為血液鋅濃度檢查，應該被列為所有有行為障礙、過動及注意力缺失、自閉症或任何精神疾病患者必做的檢查。

甲基／葉酸失衡

一九六〇年代，賀佛跟他的同事提出腎上腺色素理論，用以解釋聽幻覺的成因。一九七〇年間，費佛發表研究，認為腦中組織胺濃度異常會造成偏執型思覺失調與妄想。但是後續的研究都無法完全地驗證他們的理論。在醫學史上，其實有許多次都是先有療法，後來隨著科學進展才有正確學理解釋的。

治療數千名患者的過程中，我的臨床經驗跟數據顯示出，甲基化狀態對許多精神疾病的重大影響[42]。我理解到低血清素的憂鬱症患者，在使用甲基化補充品，例如甲硫氨酸或 SAMe 後，能大幅改善，但卻對葉酸無法耐受。相反地，那些多巴胺跟正腎上

腺素活性過多的患者（例如典型的偏執型思覺失調）對葉酸反應良好，卻在補充 SAMe 及甲硫胺酸後出現惡化。

多年來，我對於葉酸會增加甲基化的這件事感到困惑，為何甲基化偏低的患者，補充葉酸後會造成惡化？我花了許多年的時間研究在神經介質合成的步驟中，還有在之間所需酵素的基因表現上，甲基跟葉酸的影響為何？但幾乎毫無進展，最後，我終於瞭解到這個謎題的解答，在於外基因的運作，以及所有會影響神經突觸回收器製造的相關基因表現。

主流精神醫學在數十年前就已知，直接改變腦中化學物質，例如血清素、多巴胺等等，但基本上效果很慢也不佳。相對之下，直接改變突觸內神經介質活性的藥物就來得有效多了[43]。

早期憂鬱症的研究中，研究人員把重心放在抑制分解血清素的蛋白質，例如單胺氧化酶。而自一九七〇年代起，單胺氧化酶抑制劑（MAOI）就開始被處方來治療憂鬱症。然而，神經科學家漸漸了解到，**影響神經突觸功能最大的因子，是神經介質回收器**，也就是將神經介質從突觸中回收的這個動作，才是真正的關鍵所在。這個回收動作，在第一章我們也曾討論過，是血清素、多巴胺以及正腎上腺素，在突觸的活性高低的關鍵因子。

抗憂鬱劑確實可以改善低血清素活性患者的情緒。但是，營養同樣也可以改變血清素活性，而個別化的營養治療，可能可以矯正血清素活性異常，進而在不帶來副作用的情況下改善憂鬱。

甲基化跟葉酸異常，在思覺失調、躁鬱症、憂鬱、焦慮症及某些行為障礙患者身上很常見[44]。幾乎所有的低血清素憂鬱患者皆缺乏甲硫胺酸跟 SAMe，並對葉酸有不良反應。另一個例子，高多巴胺活性的思覺失調患者對葉酸有很好反應，但對血清素回收阻斷劑及非葉酸的甲基化補充品無法耐受，甚至會出現惡化。

這個奇特的現象，是由於甲基與葉酸對突觸回收器製作上，有相反的外基因影響。在第四章裡，我們將談到葉酸缺乏，會造成回收器製造減少，而使得神經介質在突觸的活性上升。甲基化偏低則有相反的效應，基因會過度表現，回收器製造會增加，而突觸活性下降。

我們可以這麼說：SAMe 是天然的血清素、多巴胺、正腎上腺素回收抑制劑；葉酸則是天然的回收促進劑，可以減少過多的多巴胺活性。甲基跟葉酸在腦中的個別濃度，不比這兩者的比例來的重要。有近一半精神疾病，可能是因為先天或後天甲基／葉酸失衡所引起。精神藥物或許可以為這些患者帶來一些助益，但是使用營養治療矯正甲基跟葉酸失衡，更符合科學，也更直接地解決問題，同時也能避免藥物帶來的副作用。

數千名的精神病、憂鬱、焦慮等精神疾病患者，在使用營養治療矯正甲基跟葉酸失衡後，病情大幅改善。

然而，醫界跟學界對於這種個別經驗有所疑慮，只有在雙盲安慰劑控制的研究下，對此療法進行效用的評估後，精神醫學主流才有可能真正接納這個不同的思維。

氧化壓力

學者們在一九六〇年代發現患者尿液吡咯有異常上升的情形時，就已經理解到氧化壓力對思覺失調患者帶來的影響。吡咯是一個自然存在的五環化學物質，結構式為 $C_4H_4NH^{45}$。實際上，許多有吡咯環結構的化合物，我們都將其泛稱為吡咯。吡咯參與血色素主要成分——血基質（Heme）【註40】的合成，除此之外，吡咯在人體並沒有太大的生理用處，且通常能很有快速地經由尿液排出身體。吡咯會跟 PLP 及鋅結合，導致這些重要的營養物隨著吡咯被排出身體。這是正常的人體生理現象。然而，有些人由於先天或後天因素有異常高的吡咯，因此造成 PLP 跟鋅不足。

　　我們先前已經粗略談過了 B$_6$ 跟鋅缺乏，所造成的神經介質活性改變，以及隨之而來的精神疾病，是因為高吡咯會同時導致這兩個營養素下降，使得行為及生理症狀都更加嚴重。高吡咯的典型症狀包含高焦慮度、情緒起伏頻繁、短期記憶力不佳、閱讀障礙、晨起噁心、無法回憶夢境與經常暴怒。

　　我和同事們評估了超過四萬筆精神疾病患者的尿液吡咯檢驗治療，表 3-1 是不同精神疾病診斷中，吡咯異常的比例（超過 20 mcg/dL）。比起一般健康的人，精神疾病患者的吡咯檢驗數值較高。大多數的精神疾病都與氧化壓力有關，而上升的吡咯或許正反應了這個事實。精神症狀通常在接受 B$_6$ 跟鋅治療及吡咯下降後，便會改善或消失。先天的吡咯過高會導致低血清素及 GABA，血清素回收阻斷劑及鎮定劑往往可以改善症狀，然而我們還是必須一再強調，營養治療不僅可以帶來一樣的效果，且也沒有令人不舒服的副作用。

表 3-1：精神疾病吡咯過多的比例

過動／注意力缺失症（ADHD）	18%
行為障礙（Behavioral Disorder）	28%
自閉症（Autism）	35%
憂鬱症（Depressive Disorder）	24%
雙極性疾患（Bipolar Disorder）	35%
思覺失調（Schizophrenia）	30%
創傷後壓力症候群（Post-Traumatic Stress Syndrome，PTSD）[註41]	12%
阿茲海默症（Alzheimer's Disease）	14%
一般健康的人	8%

有吡咯代謝異常的患者往往終生都有 B_6、鋅缺乏跟承受高氧化壓力的傾向。任何一點氧化壓力都可能會進一步推升吡咯、惡化病症。許多患者在外傷、生病、感染、情感創傷及重金屬暴露下，都會有吡咯上升的情況。任何原因造成的氧化壓力過度，都會減少穀胺酸在大腦 NMDA 受器的活性，敏感的患者便會因此發展出精神病症狀。此外，氧化壓力會損耗穀胱甘肽，而穀胱甘肽是維持 NMDA 正常功能的重要因子。思覺失調的氧化壓力來源，包含了吡咯尿症、紫因子症或者吡咯症等。能反應氧化壓力過度的生化檢驗指標，包含吡咯上升、低血清鋅、低血清穀胱甘肽、血清遊離銅上升及許多其他指標。【譯註3】

胺基酸失衡

適量的胺基酸，對於大腦的生化平衡很重要[44]。大多數人可以從飲食攝取足量胺基酸，而腦中也有適當的胺基酸濃度。但是有些基因失常會造成腦中胺基酸異常，因而影響大腦運作跟心智健康，幸好，這種情況十分罕見，胺基酸在腦中生化的作用如下：

- 色胺酸是合成血清素的原始材料。多年前，色胺酸補充品便已被用來增加腦中血清素含量。【譯註4】
- 多巴胺及正腎上腺素則是由苯丙氨酸（Phenylalanine）或酪胺酸（Tyrosine）合成而來，補充這兩種胺基酸可能可以增加這些神經介質。
- 麩醯胺酸（Glutamine）是穀胺酸及GABA的合成材料。【譯註5】
- GABA 是胺基酸也是神經介質，當不足時可能會造成焦慮、憂鬱以及精神病症狀。
- 天門冬胺酸鹽（Aspartate）是合成神經介質天門冬胺酸

—— 【譯註】 ——————————————————————————————□

【譯註3】目前台灣檢驗所並沒有吡咯相關的檢驗，直接量測氧化壓力指標（如 SOD、f-Thiols、GSHPx、t-GSH、MDA......），或間接用血清鋅銅比及 B_6 代謝指標來評估是比較可行的辦法。

的原始材料。

‧左旋組胺酸是神經介質組織胺的前驅物。

甲硫胺酸是 SAMe 的前驅物，SAMe 對負責製造酵素的基因有很大影響，這些酵素是神經介質合成跟回收所必須的。

脂肪酸失衡

人體內有三百多種脂肪，大腦也有很大一部分是由脂肪構成（約百分之六十五）。其中，不飽和脂肪酸特別重要，因為他們能使細胞膜柔軟，並協助大腦細胞間的溝通。在神經突觸，也就是發揮細胞溝通作用之處，有四種脂肪酸加起來佔其脂肪構造百分之九十以上：DHA（Docosahexaenoic acid）、EPA（Eicosapentaenoic acid）、AA（Arachidonic acid）、跟 DGLA（Dihomo-gamma-linolenic acid）。在這之中，濃度最高的是 DHA，一種 Omega-3 必須脂肪酸，對大腦功能的影響也較大。DHA 跟 EPA 是必須脂肪酸，也是魚油等補充品的主要成分。AA 跟 DGLA 則是 Omega-6 脂肪酸，大多數人，特別是吃很多垃圾食物的人，

【譯註】

【譯註4】色胺酸除了會在神經細胞內被拿來合成血清素，以調控情緒外，免疫細胞也會使用色胺酸來合成免疫因子，特別是在發炎的情況下。一方面來說，發炎會損耗色胺酸，因此情緒好不起來（因為沒材料來合成血清素）。另一方面，假若發炎存在，給予色胺酸便可能火上加油，比較合理的作法應該是要先找到發炎的源頭進而控制它，就算要給予補充也應該給 5-羥基色胺酸（5-HTP），因為 5-HTP 在體內只會被拿來合成血清素，不會被免疫細胞拿去合成免疫因子。

【譯註5】麩醯胺酸會先被合成興奮性神經介質穀胺酸，然後穀胺酸再被合成為抑制性神經介質 GABA，穀胺酸跟 GABA 分別是大腦內含量最多的興奮性及抑制性神經介質。這樣的安排讓人不得不佩服，因為大腦需要穀胺酸來活化及修飾神經網路，而此與學習跟記憶息息相關，但是如果太過，輕則異常亢奮、焦躁，重則引發精神症狀、癲癇及神經細胞死亡，所以當穀胺酸過度，就會被轉向 GABA 來平衡大腦，許多神經精神疾病的病理可能都涉及穀胺酸/GABA 的失衡。

這兩種脂肪酸往往是過多的。理想飲食中，必須脂肪酸 Omega-6 與 Omega-3 的比例最好是三到六比一。不幸的是，典型的美國飲食含有過量的 Omega-6 脂肪酸及其他不健康的脂肪。【譯註 6】

───【譯註】───

【譯註 6】Omega-6 脂肪酸，也就是花生四烯酸（arachidonic aicd, AA），可以在 COX-2 這個酵素的催化下合成促發炎物質，這本身不是壞事，因為花生四烯酸會被釋放出來往往是因為細胞膜已經受到破壞，此時後續的發炎是有助於修補的，此外 Omega-3 脂肪酸會跟 Omega-6 脂肪酸競爭 COX-2，以避免細胞製造過多的發炎因子，但若飲食吃進太多 Omega-6 脂肪酸，那麼身體就會傾向發炎，引發慢性疾病。

一些藥物例如阿斯匹靈，可以抑制 COX，但問題是 COX 有兩種分型，COX-1 其實與維持胃、腎臟、血小板功能有關，這也是為何吃阿斯匹靈會傷胃的原因，因此藥廠就開發出專門抑制 COX-2 的藥物，感覺上似乎兩全其美，但是默沙東藥廠在二〇〇四年將它旗下治療關節炎的明星產品 Vioxx（偉克適）下架，原因是因為會增加心肌梗塞跟中風的風險。聰明的讀者應該已經發現，與其用藥抑制 COX，補充 Omega-3 脂肪酸 EPA 來控制發炎不是也可以嗎？確實如此，許多研究也證實 EPA 的療效，但是因為藥廠不能註冊天然存在的物質為私有財來販賣，所以藥廠不會告訴您 EPA 跟它們的藥物一樣有效但沒有副作用。

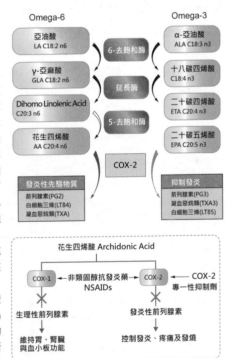

傳統之抗發炎藥物，因同時抑制COX-1及COX-2，故有良好抗發炎作用。相對的，COX-2專一性之抑制藥物僅抑制COX-2而不影響COX-1的保護作用。

因為基因的差異，我們每個人對特定脂肪酸的生化需求都有所不同，不分青紅皂白地補充 Omega-3 脂肪酸，可能會讓某些病患惡化而非改善。**例如大多數嚴重吡咯代謝障礙的病人有足夠的 Omega-3 脂肪酸，但卻缺乏 Omega-6 脂肪酸 AA。**

在我的經驗裡，這些病人可以補充富含 Omega-6 脂肪酸的月見草油；不當補充 Omega-3 脂肪酸反而可能造成惡化。相反地，大多數憂鬱跟思覺失調的個案都有 DHA 跟 EPA 缺乏的問題，此時補充 Omega-3 脂肪酸就十分重要。

大多數精神疾病患者都有過多的氧化壓力，而氧化壓力會破壞必須脂肪酸。還好，磷脂（Phosphatidyls）可以保護 DHA、EPA、AA 跟 DGLA 等必需脂肪酸不被氧化自由基破壞。

血糖調控異常

我們的資料庫顯示，顯著比例的病患有慢性低血糖的問題。這個問題本身或許不是造成行為障礙跟精神疾病的主因，但卻會惡化與引發病情。常見低血糖的症狀，包含餐後嗜睡、易怒、嗜吃甜食、顫抖、焦慮以及間斷性的難以集中注意力。雖然可以補充鉻、錳及其他穩定血糖的營養物質，但修正飲食方式與內容才是治本之道。有此問題的患者建議可以少量多餐，以吃天然複合碳水化合物跟蛋白質為主，因為這些患者無法耐受大量，特別是精製的碳水化合物，而複合碳水化合物能以穩定緩慢的方式提供人體所需的糖分。【譯註 7】

毒素

資料庫同時也顯示，許多病患體內有過多的有毒重金屬、殺蟲劑或其他的化學物質，鉛、汞、鎘過多是最常見的。當體內鋅、穀胱甘肽、硒或金屬硫蛋白同時低下時，特別容易受重金屬毒性影響。甲基化過度的患者中，有很多人對殺蟲劑跟化

學製品會有明顯的不適反應。若要有效處理毒素,則需以下三
個方法:

・避免暴露。
・採用營養治療以加速毒素排除。
・矯正體內生化失衡,避免將來毒性元素再次累積體內。【譯註8】

吸收困難 (Malabsorption)【註42】

雖然只有約百分之十的精神疾病患者有吸收問題,但在自閉
症病患間,吸收困難比例竟高達百分之九十。吸收障礙可以分為
下列三型:

・胃部問題,包含胃酸過多與不足(通常是不足)。
・小腸消化不良。

―― 【譯註】 ――

【譯註7】大腦在休息狀態下約消耗全身五分之一的氧氣跟四分之一的葡萄
糖,大腦無法承受缺氧三分鐘,對血糖穩定的要求也很高,但過去一百多
年,人類糖分攝取量大幅增加近兩百倍,同時糖類來源有越來越多來自精
製碳水化合物(除了糕點、甜點、食品添加物如高果糖玉米糖漿外,主食
類的精米、白麵條也都是),使得血糖上升非常快,身體為了應付只好釋
放超量的胰島素,但過多的胰島素導致了接下來的低血糖。血糖的起起伏
伏會擾亂大腦的正常生理功能,長期的高血糖會增加失智症的風險,低血
糖則會引發緊張、不安等交感神經亢奮的症狀。

【譯註8】雖然原本自然環境中就會有重金屬的存在,但是隨著工業化,這
些重金屬超量的進入我們的環境跟食物鏈,再則,超過八萬種人為發明的
化學製品進入我們的日常生活,且其中絕大多數沒有被安全監控。一般我
們評估毒性物質,都會用動物實驗來找出 LD5,LD 是 lethal dose 致死
劑量,而 LD5 就是當一百隻老鼠服用會有五隻死亡的劑量,然後科學家
再去推估人類的 LD5,然後再把 LD5 除以十來規範出人體的可承受量,
但問題是,實驗室裡只看一種毒素無法模擬真實的環境,因為人體內常常
有許多毒素同時存在,例如就有科學家餵老鼠吃 LD5 劑量的汞跟鉛,結
果死亡的老鼠不是五加五,百分之十,而是暴增到百分之五十。毒性物質
對人體的影響,如果不是急性的,臨床上醫師便很少會去懷疑,導致這方
面的問題被嚴重低估與忽略。

‧腸道的刷狀緣（Brush border）【註43】吸收不良。

上述問題可能造成營養素缺乏、腸道發炎（Inflammation）【註44】、念珠菌滋生，及許多的腸胃問題。未完全分解的蛋白質跟脂肪可能造成生理問題，同時也影響大腦運作。氧化壓力增加會摧毀消化酵素，使得蛋白質無法被分解，是吸收困難的常見原因。許多患者的消化道免疫力低且功能不良，使得有毒物質和其他不該進入人體的東西，得以進入體內跟大腦。

依據患者所具有的吸收障礙，可能採用的治療方式有：調整胃酸、補充消化酵素（需不受胃酸破壞）及特殊飲食。【譯註9】

其他營養素的失衡

許多營養素與心智健康的維持，有很大的關聯。硒、維生素 C、維生素 E、及其他自然抗氧化物，可以防止大腦發炎與抑制腦內的自由基，並間接地增加穀胺酸在 NMDA 受器的活性。憂鬱、思覺失調、過動及注意力缺失等精神疾病，與缺乏維生素 D 有關。照射陽光可以增加維生素 D 製造，因此不難理解為何在北歐等日照很少的國家中，思覺失調的發生機率較高。【譯註10】

────【譯註】──

【譯註9】本書的核心是營養療法，而身體能從食物取得多少營養取決於腸胃的健康，如果吸收不良，食物跟補充品自然無法達到預期的療效，然而許多因子會影響腸胃的健康，如飲食習慣、壓力、毒素、藥物、菸酒……，以藥物為例，不少人有使用制酸劑，然而胃酸本身有很重要的功能，除了滅菌、協助蛋白質分解之外，許多營養素（例如 B$_{12}$）需要在酸性的環境中才能被有效釋放吸收，因此長期不當使用制酸劑，從營養醫學的角度來看，簡直是災難。腸道表面也居住了許多共生菌，除了協助將人體無法消化的食物殘渣（例如果寡糖）轉換成對人體有用的營養素，良好的腸道菌相還可以保護腸道避免壞菌孳長，如果腸道菌相失衡，腸道黏膜下的免疫組織（約佔全身免疫組織的百分之七十）就會被活化引發發炎，甚至自體免疫反應，因此營養治療往往是從修復腸道開始。

精神藥物的影響

大多數思覺失調的病人在第一次精神科評估後，就會開始服用藥物，並且此後便會接著表示想停用藥物。我們認為藥物確實可以帶來一些好處，也鼓勵患者在營養治療初期不要斷藥，假如在數個月的療程後，病情明顯改善，再跟主治醫師討論減低藥物劑量。我們的目標並非是一定要完全停藥，而是要為患者找出效益最大的最小劑量。

內部的資料顯示，超過百分之七十的行為障礙、過動及注意力缺失以及憂鬱患者，在六個月的生化營養治療後，停止用藥讓他們處在最佳的狀態。剩下的百分之三十則需要少量藥物來避免症狀復發，幾乎所有的患者都可以減少用藥，來降低藥物副作用。然而對思覺失調跟躁鬱症患者來說，情況就大不相同了，約只有百分之五可以完全停止用藥。但是在合併營養治療的情況下，許多思覺失調患者在大幅減少藥物的使用後，並不會有精神症狀復發的問題，且可以回歸獨立生活。減少藥物副作用，可以讓患者願意持續服用藥物，避免突然停藥的戒斷或復發。

一般來說，在營養治療矯正生化失衡後，精神藥物的效果也會變好。藥物治療與營養治療並不衝突，而是可以互有助益的。

---【譯註】---

【譯註10】維生素 D 其實本質上比較像荷爾蒙，當在有光照的情況下，皮膚先合成維生素 D 前驅物，然後經過肝臟跟腎臟轉換成為活性的維生素 D_3。維生素與身體許多基本生理功能有關，但簡單來說，春夏雨季陽光較充足，因此身體可以放心的去使用熱量跟修補，所以當我們沒有日照或防曬過度時，維生素 D 便會下降，使得身體誤以為接下來是漫漫長冬，因此保存熱量，降低免疫，至於身體的破損，就熬過「冬天」再說吧，因此各種疾病的風險都會上升（因為該修補卻沒修補）。大多數人以為台灣地處亞熱帶不可能日照不足，所以不可能缺乏維生素 D，但就我個人的經驗，卻非如此，幾乎沒見過檢驗值正常的患者。

科學一直在進展，幫助我們更了解大腦的複雜功能，這讓我們進入一個可能可以不使用藥物的新紀元。現在該是我們把注意力轉移到外基因及其他先進治療技術，擺脫藥物跟藥物副作用，確實恢復大腦正常功能的時候了。

營養治療所需時間

營養治療對大腦運作可以達到很大的作用，但需要數週到數個月的時間發揮完全的療效，相對之下，精神藥物可以在數小時到數天內就有所作用。例如，血清素回收阻斷劑類的抗憂鬱劑，可以快速地結合到神經介質回收器上，增加神經突觸裡血清素的活性。而憂鬱症的甲基化治療，例如服用 SAMe 或甲硫胺酸可以減少基因製造回收器，則是在數個月的時間內逐漸而緩慢地增加血清素的活性。另一個例子則是，使用營養治療來減少體內過多的銅，通常需要六十天左右。

對治療最快產生反應的是吡咯障礙，可能在第一週就會有明顯改善。這是因為我們通常可以在短時間內矯正 B$_6$ 的異常，鋅異常的矯正則往往需要六十天。甲基化過高，在治療的前兩週通常沒有明顯反應，到接下來的四到八週才會開始逐漸好轉。甲基化偏低，則是治療反應最慢的一種生化分型，需要三到九個月來達到完全的效果。讓病患先對治療所需時間有個底，才不至於因為沒有立即的反應而產生挫折。

諮詢的價值

我見證了諮詢對無數憂鬱跟思覺失調病人的幫助。精神動力取向的心理治療（Psychodynamic therapies）【註45】不僅提供病識感、應對症狀的技巧與自信的修復，同時也會對其基因的表現有持續影響。**證據顯示，有效的諮詢可以促進新的神經突觸跟神經微柱形成，如此便能恆久性地改善大腦的微結構。**

改善大腦的生化只是一部分，加入諮詢，可以提升整體治療的效果。例如，行為障礙的青少年，其負向的自我感受跟不良的習慣，是沒有辦法單靠營養治療處理的。許多厭食的病人在接受營養治療後有明顯的進步，但是依然需要諮詢來達成完全康復，由此看來，營養治療跟諮詢可說是最佳拍檔。【譯註 11】

精神疾病的生化分類

過去二十年來，精神醫學對大腦複雜運作的了解已有長足進步。然而，對憂鬱症、思覺失調等疾病，卻始終沒能做出有意義的表現型分類，這使得治療無法有真正的進展。

憂鬱症其實不是單一疾病，而是一個總稱，其中包含了一群在大腦生化障礙上可能根本截然不同的疾病，而思覺失調、躁鬱症、過動及注意力缺失也是如此。例如，有些具憂鬱症狀的患者，血清素活性過低，但也有些憂鬱患者的血清素活性過高。血清素回收阻斷劑可以提升血清素活性，對超過一半的病人有益，因為他們確實有血清素活性過低的狀況，然而有超過三分之一的病人其實並沒有血清素活性低下的問題，服用血清素回收阻斷劑對他們可能沒有幫助，甚至會帶來副作用。

思覺失調最多的表現型，是多巴胺活性過高，這也是為何現今主要抗精神病劑的作用原理，都在降低這個神經介質的活性。問題是，也有思覺失調的病人並沒有多巴胺活性過度的情形。我們對本質上有不同病理機轉的疾病群，做單一藥物治療，效果當然很不穩定，也使得資料分析有困難。這也是為何開始有精神科醫師提議我們應該發展客觀的檢驗，來把這些疾病做有意義的表現型分類。

本書依據百萬筆來自病人的血液跟尿液檢驗資料庫，以及根據檢驗結果，所找出每種生化障礙獨特的症狀表現，藉此我們

可以將憂鬱症及思覺失調作出有意義的生化分型。以目前所知，在接下來的章節裡，我將介紹各種憂鬱症跟思覺失調的分型，所可能出現的神經介質失衡。這個方法可以協助精神科醫師利用簡易的血液跟尿液檢查，找出合適的藥物治療，同時提供營養治療的方向。【譯註 12】

────【譯註】────

【譯註 11】營養治療可以給予大腦建設所需的材料，但若沒有外部的刺激來協助神經網路重新連結也是沒有用。因為人類是社會性動物，大腦的設計有很大一部分就是為了處理複雜的人際訊息，就跟舉啞鈴可以訓練二頭肌一樣，良好人際關係也可以刺激大腦進而強化神經網路，而心理治療的效果主要也是來自於此，廣義來說，社交活動、結識同好乃至於追尋信仰上的歸屬都有類似的效果。

【譯註 12】目前精神科絕大多數的診斷都是症狀分類，但由於不同的病因都可能導致類似的症狀，因此這樣的診斷架構便會導向症狀控制，而非根本原因的治療，這也是本書不斷反覆強調疾病生化分型的重要性，例如不管是鋅／銅失衡或脂肪酸異常所引起的過動症，目前的治療都是給利他能，這或許控制了症狀，但是顯然不是最好的解決方案，同時也等於是放著真正的問題不管，威爾許博士的研究就是解決這個問題重要的第一步。

芥川龍之介
1892－1927

名人小故事

> 人生就好比一盒火柴，如果很小心翼翼的對待它，是有些可笑的；可是如果不認真對待它，又是很危險的。
> 人生は一箱のマッチに似ている。重大に扱うのはばかばかしい。重大に扱わねば危険である。

芥川龍之介一生寫過一百五十則短篇故事，導演黑澤明把芥川的兩個短篇──〈竹林間〉跟〈羅生門〉，合併改編成電影《羅生門》，一舉將「羅生門」變成「各說各話而撲朔迷離的情況」的代名詞。

芥川的母親有精神疾病，芥川本人三十歲左右時，擔任大阪的每日新聞社記者，旅居中國四個月後回到日本。或許是因為工作壓力，芥川的身體跟精神狀態每況愈下，焦慮、憂鬱、失眠，甚至出現幻覺。芥川在姐姐臥軌後不久，也選擇吞服大量巴比妥酸鹽自殺，結束短暫的一生。

在芥川之後，也有不少日本作家自殺，例如太宰治、三島由紀夫、川端康成等，羅馬時代的哲學家塞內卡曾說：「死亡是一些人的渴望、許多人的解脫，所有人的終點。」這些作家或許提前抵達自己生命的終點，但他們的作品卻在讀者的心中活了下來。而為了紀念芥川所成立的文學獎「芥川賞」，更是持續不斷地影響著後來的日本文壇。

蘇醫師
閱讀室

/ 註 1/

縫核（Raphe nuclei）：在腦幹的一群神經元，合成並分泌血清素到大腦的其它部位。

/ 註 2/

黑質（Substantia nigra）：大腦基底核的一部分，是多巴胺活性最高的區域之一，與學習、成癮等行為有關。帕金森症就是這群細胞死亡的結果。

/ 註 3/

腹側背蓋區（Ventral tegmental area）：富含多巴胺的一個腦區，與愉悅、動機、認知、藥物成癮及情緒反應（例如害怕）有關。

/ 註 4/

幻覺（Hallucination）：在沒有刺激下，卻有視、聽、嗅、觸覺，並有一種十分真實的感覺，常見於某些精神疾病跟藥物反應。

/ 註 5/

外基因學（Epigenetics）：研究在基因本身序列不改變的情況下的基因表現，特別是甲基化及組蛋白的結構修飾所帶來的影響。

/ 註 6/

吡咯（Pyrrole）：有毒的液態化合物，化學式為 C_4H_5N，結構上為一個四碳環結合一個氮原子，在空氣中很快就會形成聚合物。吡咯是一些重要生化物質的前驅物，例如膽色素、紫質跟葉綠素。

/ 註 7/

紫因子（Mauve factor）：氧化壓力時尿液可能出現的一種化合物，正式名稱為 Hydroxy-hemopyrrolin-2-one（HPL）。

/ 註 8/

HPL（Hydroxyhemopyrrolin-2-one）：體內氧化壓力增加時，尿液出現的一種化學分子（Mauve factor，紫因子）。

/ 註 9/

僵直（Catatonia）：視覺失調的症狀之一，如：恍惚、不語、僵硬、怪異姿勢。

/ 註 10/

生化分型（Biotype）：以生化特質差異性做出的分類。

/ 註 11/

組織胺低下症（Histapenia）：血液中組織胺異常的下降。

/ 註 12/

高組織胺血症（Histadelia）：血液中組織胺異常的上升。

/ 註 13/

麩質（Gluten）：小麥、裸麥、跟大麥等麥類穀物中所含的一種蛋白質，由麥膠跟麥穀蛋白構成。

/ 註 14/

紫質症（Porphyria）：一群紫質代謝的疾病，主要血基質代謝酵素異常的結果。

/ 註 15/

同半胱酸尿症（Homocysteinuria）：代謝異常所導致的血液同半胱胺濃度上升，常造成血管內皮病變。

/ 註 16/

多渴症（Polydipsia）：異常的強迫性飲水，導致體內離子被稀釋，嚴重的話造成癲癇跟心律不整，甚至死亡。

/ 註 17/

組織胺（Hisatmine）：動植物體內具生物活性的一種胺類化合物，分子式為 $C_5H_9N_3$。在人體發生免疫反應時，從巨大細胞（mast cell）被釋放出來。具有刺激胃酸分泌，微血管擴張，氣管平滑肌收縮，血壓下降的效果，同時本身也是一種神經介質。

/ 註 18/

偏執型思覺失調（Paranoid schizophrenia）：思覺失調的一種，常導致背離現實的言行。常在青春期末期跟成年初期發病，症狀為妄想、聽幻覺、偏執、情緒低落或焦慮。

/ 註 19/

甲基（Methyl group）：分子式為 CH_3- 的化學基，甲基的轉移形成許多人體內重要的生化反應。

/ 註 20/

乙醯基（CH_3CO，Acetyl group）：具化學功能的分子基團，化學式為 $COCH_3$，是由一個甲基跟羰基連結而成。

/ 註 21 /

學習障礙（Learning disability）：一種神經學上的障礙，患者會有接受跟處理資訊上的異常，導致學習上的困難。

/ 註 22 /

產後憂鬱患者（Postpartum depression，PPD）：孕婦在生產完後出現的一種憂鬱症，常伴有高度的焦慮。

/ 註 23 /

氧化壓力（Oxidative stress）：因氧化反應增加導致自由基堆積，進而造成生化反應異常及細胞死亡的情況。

/ 註 24 /

金屬硫蛋白（Metallothionein，MT）：低分子量、富含半胱氨酸的四個分子的泛稱，有結合重金屬及參與氧化還原反應的功能，也參與大腦初期的發展。由於以上的特性，這群分子與穀胱甘肽及硒在人體內合作保護大腦免於重金屬的傷害。

/ 註 25 /

攜銅蛋白（Ceruloplasmin）：血液中攜帶銅的主要蛋白質，也與鐵代謝有關。

/ 註 26 /

輔因子（Cofactor）：蛋白質或酶上的一個非緊密連接的無機分子，對蛋白質或酶的生化活性有相當的影響。

/ 註 27 /

多巴胺 β- 羥化酶（Dopamine β-hydroxylase, DBH）：含銅的氧化酶，功能為將多巴胺轉為正腎上腺素。

/ 註 28 /

羥基（Hydroxyl group）：由一個氧原子與氫原子以共價結合的方式形成的化學基。未結合態是一種自由基，含有羥基的有機分子，例如酒精。

/ 註 29 /

吡哆醛 -5- 磷酸（Pyridoxal-5-phosphate, PLP 或 P5P）：維生素 B_6 的活性態，體內將鹽酸吡哆醇等非活性態 B_6 轉換而來。

/ 註 30 /

乙醛（Aldehyde）：有機化合物，結構式為 R-CHO，中心是一個羰基（C=O），一邊連結一個氫原子，另一邊則是其他化學基。

/ 註 31/

羧基（Carboxyl group）：含一個羰基跟氫氧根的化學基，化學式為 − COOH。

/ 註 32/

苯二氮類鎮定劑（Benzodiazapine）：一群結構相似的藥物，可以提升神經傳導介質 GABA 在大腦中的作用，而產生鎮定、抗焦慮、及安眠的效果。

/ 註 33/

轉氨酶（Transaminase）：將氨基酸從一個分子轉移到另一個分子的酵素。

/ 註 34/

白蛋白（Albumin）：血漿中的主要蛋白質，它與水、陽離子（例如鈣、鈉、鉀離子）、脂肪酸、荷爾蒙、膽色素、及藥物結合，它的主要功能是調節血液的滲透壓。

/ 註 35/

左旋組胺酸（L-histidine）：一種必需氨基酸，組織胺的前驅物。

/ 註 36/

癲癇（Epilepsy）：常見的神經學障礙，特徵是反覆的自發性大腦異常放電。

/ 註 37/

荷爾蒙（Hormone）：體內一處的細胞釋放出來的訊息分子，作用在身體另一處的細胞，並改變其運作。

/ 註 38/

鋅指（Zinc finger）：一種含金屬的蛋白質，鋅與組氨酸及半胱胺酸協同結合到 DNA、RNA 或染色質上進而調控基因的轉錄。

/ 註 39/

血腦障蔽（Blood-brain barrier）：進入大腦的血管壁上專化的細胞，彼此緊密的連接著，避免血液中不必要的物質進入大腦。

/ 註 40/

血基質（Heme）：紫質環（porphyrin ring）中間加上鐵原子的一群化學構造物，是血色素及其他血紅素蛋白。

/ 註 41/

創傷後壓力症候群（Post-Traumatic Stress disorder，PTSD）：一種慢性的焦慮症，在身體受到巨大的傷害或威脅後出現，常見如暴力攻擊、天然災害、意外或戰爭。

/ 註 42/

吸收困難（Malabsorption）：消化道吸收功能的異常，以致於無法吸收營養分子。

/ 註 43/

刷狀緣（Brush border）：在高倍顯微鏡下，腸道細胞上的微絨毛看起來就像刷毛一樣，其主要功能就是快速、有效地吸收營養素。

/ 註 44/

發炎（Inflammation）：局部組織對刺激、傷害或感染的保護性反應，特徵是紅腫熱痛。

/ 註 45/

精神動力取向的心理治療（Psychodynamic therapies）：一種諮商的技巧，用以探索未被病人意識到的心理活動，進而減輕精神上的緊張與痛苦。

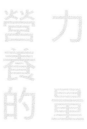

營力
養的量

外基因學與精神健康

環境因子可能一次同時改變許多基因的表現，進而造成外基因
障礙。因此，外基因疾病的表現會是一個症候群。例如，自閉
症通常有免疫低下、大腦結構改變、消化異常、奇特且反覆性
的動作等，而以上這樣的臨床表現，正是外基因障礙的特色。

> 動物實驗很清楚地證明了，外基因障礙可以在不變更
> 基因本身序列的情況下，直接遺傳給下一代。有越來
> 越多的證據顯示人類也是。這意味著，您暴露、接觸
> 毒物所造成的外基因障礙，是可以傳給您的子女甚至
> 孫子的。

導言

外基因學，使我們對大腦的了解有革命性的進展[46-47]，也讓我們有機會發展出突破性的治療。外基因學研究在**基因序列不改變**的情況下，基因如何改變它的運作。不久之前，我們都還認為一個人的基因特質，在受精卵階段就已經被固定下來，終生不變，我們只是單純隨機地繼承來自父母或祖先的基因序列。但我們現在了解這不全然正確，因為子宮內的環境因子能夠決定在不同的組織、器官中，哪些基因要顯現、哪些基因要關閉。實際上，終其一生，我們的基因表現，都持續受著環境因子的影響。

許多精神疾病是在環境因子影響下，造成基因表現錯誤所引發的[48]。例如，營養失衡跟毒物暴露都可以改變基因的表現，也是許多精神疾病的根源；甲基化是影響外基因運作的主要因子，而精神疾病有很高比例與甲基化異常有關，而這絕對不是巧合。外基因學的進展給我們營養治療的方向，讓我們有可能在不使用藥物的情況下治療精神疾病。

外基因學入門課

身體的每一個細胞都有完全一樣的 DNA，DNA 帶有的遺傳訊息，讓細胞有能力製造兩萬多種蛋白質，進而建構我們的生命。然而，肝臟細胞所需的蛋白質，跟皮膚細胞、胰臟細胞所需的有

所不同，而外基因的運作使得不同組織中的不同細胞，可以只製作它所需要的蛋白質，讓細胞得以分化成眼球、牙齒及其他器官[49]。若沒有分化，我們就只是一團完全相同的細胞。有一些營養物質在決定某個基因在不同組織中應該表現或關閉上，有很大的影響力，這些營養物質的平衡跟精神健康有很大的關聯。

DNA 含有數十億的含氮鹽基，在結構上形成雙股螺旋（Double helix）【註1】，如果把它完全展開，約有一百八十多公分長。DNA 很神奇地被集結成直徑不到千分之一公釐的球狀物，小心地儲存在每個細胞的細胞核裡。脆弱的 DNA 環繞在一個名為組蛋白的小球上，就像串珠一樣。酸性的 DNA 微弱地附著在數以百萬計的弱鹼性組蛋白上。這個組蛋白跟 DNA 的複合物，我們稱之為核小體（Nucleosome）【註2】[50]，而一群的核小體便叫做染色質（Chromatin）【註3】。

圖 4-1 是一個核小體。組蛋白由八個長條狀的蛋白質纏繞而成，就像一個毛球一樣，突出來的部分結構稱為組蛋白尾

圖 4-1：核小體

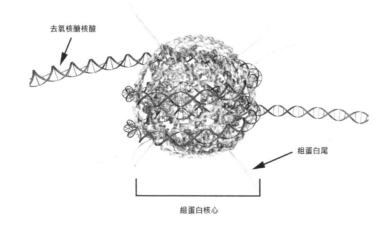

去氧核醣核酸

組蛋白尾

組蛋白核心

（Histone tails）【註4】。DNA環繞每個組蛋白約兩圈（一百四十六個鹽基對）。

過去，科學家以為組蛋白的功能僅是提供脆弱的 DNA 一個支撐架構，其本身並不影響基因表現。但研究人員近來發現，基因表現的開啟或關閉，是取決於結合到組蛋白尾上的化學物質。異常的組蛋白修飾（Histone modification）【註5】在精神疾病十分常見，而營養治療可以矯正組織蛋白生化異常[51-52]。

外基因運作的兩個主要修飾因子，是 DNA 的甲基化跟組蛋白修飾，可見圖 4-2[53-54]。 DNA 甲基化，是含氮鹽基跟組蛋白的原本結構上，再加上一個甲基。通常來說，基因的甲基化會關閉該基因表現。這是人體發展很重要的一部分，因為它可以使不同器官跟組織表現不同的基因（製作不同蛋白質）。DNA 甲基化，同時也能防止生病時的病毒跟其他垃圾基因異常表現。

許多情況下，基因的表現都取決於乙醯基跟甲基在組蛋白尾的競爭。假如組蛋白尾主要被乙醯基化，那麼基因就會傾向表

圖 4-2：外基因的兩種主要機制

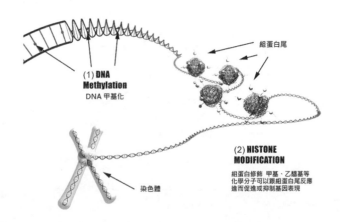

現（製造蛋白質）。相對地，假如組蛋白高度甲基化，那麼基因便傾向關閉表現（停止製造蛋白質）。許多科學家認為，基因能否表現是取決於染色質纏繞的鬆緊程度，見圖 4-3 跟圖 4-4。因為乙醯基會降低鹼性組蛋白的酸鹼質，使得組蛋白對 DNA 的靜電吸引力下降，使得 DNA「打開」以利基因表現。甲基則帶來相反的效應，使得染色質變得更緊密，而基因停止表現。

精卵結合後，所有來自父母的甲基、乙醯基跟其他的調控化學物質，都會從 DNA 上被移除，然後在胚胎發展的初期再重新加上去。這些調控物質有時被稱為書籤或標記，調控基因的記號可能一輩子都不會改變。如果在子宮內發生標記錯誤，便可能導致許多疾病跟發展障礙，而與精神疾病有關的標記錯誤，大多是甲基跟乙醯基在 DNA 跟組蛋白尾上被擺放到錯誤的位置。【譯註1】

───【譯註】──────────────────────────────

【譯註1】一九四四年冬天，納粹封鎖導致荷蘭短期飢荒，在那段期間出生的小孩體重較輕，這並非意料之外的事。這些孩子後來的成長過程已沒有飢荒問題，但他們長大後身材依然相對矮小，更令人意外的是，即使懷孕跟出生過程都沒有飢荒問題，這些人的後代身材仍舊矮小。這就是外基因所造成的影響。受精卵在著床後開始「聆聽」環境給他的訊息，但因為基因本身沒有辦法改變，所以能做的就是外基因的修飾，胎兒在媽媽肚子裡挨餓，很自然地便會預期出生後將面對熱量短缺的世界，因此就利用調整外基因來改變基因的表現，使得體內利用熱量的方式趨於保守。長得高壯需要較多的熱量，將來要維持高大的身形也需要較多的熱量，因此外基因就將基因設定往身材嬌小的方向發展，而在生命初期形成的外基因標籤，幾乎終生不變，加上外基因具有遺傳性，所以第二代便依然身材矮小。

外基因讓基因可以更快、更有彈性地去適應環境，不然如果要等到基因本身發生改變，往往要好幾個世代，面臨激烈的生存競爭跟環境改變根本是緩不濟急，更深一層地來想，過去書本教我們拉馬克的用進廢退是錯的，因為我們以為基因並不會因為我們怎麼用它而改變，但外基因學告訴我們，環境以及我們怎麼使用身體，確實會改變我們的外基因，所以拉馬克跟達爾文其實都是對的，而且互不衝突。

圖 4-3：低甲基化促進基因的表現

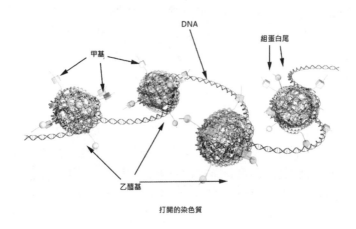

DNA

組蛋白尾

甲基

乙醯基

打開的染色質

　　組蛋白的外基因調控相當複雜，我們或許要花上好長一段時間，才能搞清楚它的運作。目前已經發現六十九種可以對組蛋白進行修飾的蛋白質，每一種都有它各自不同的化學特性。乙醯基跟甲基是影響基因顯現與否的主要因子，但是其他如磷酸（Phosphate）[註6]、生物素（Biotin）、泛素（Ubiquitin）[註7]、跟瓜胺酸（Citrulline）[註8]都可以跟組蛋白交相作用，進而影響基因表現[55]。

　　此外，特定的組蛋白跟化合物（例如前述的甲基跟乙醯基）的組合，會吸引特定轉錄因子，而轉錄因子再進一步與 DNA 交相作用並改變細胞的表現。目前研究發現有兩千多種轉錄因子，意味著組蛋白與不同化合物的組合變化也一定不亞於此。如同基因密碼，組蛋白密碼目前也正在研究中。

轉錄因子

　　基因顯現時，需要將原本纏繞在組蛋白的 DNA「鬆」開來，讓該基因可以曝露出來。基因的轉錄，也就是 RNA 聚合酶將 DNA

圖 4-4：高甲基化抑制基因的表現

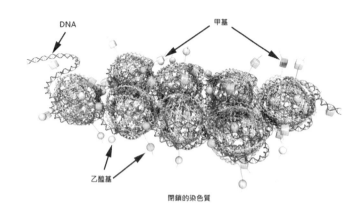

DNA
甲基
乙醯基
閉鎖的染色質

拷貝成 RNA 的過程，需要一個以上的轉錄因子（例如鋅指之類的複雜蛋白質）[56]。轉錄因子會與基因上的特定片段結合，進而控制 RNA 聚合酶的作用。轉錄因子的其中一項特色，就是它的結構中，可以跟 DNA 結合的構域（Domain）有一個以上，而轉錄因子會利用構域與 DNA 上的一小段序列結合，進而調控結合位置旁的基因表現。

約有超過兩千五百個蛋白質結構物，具有可以跟 DNA 結合的構域，其中大多是轉錄因子。某些轉錄因子促進基因表現，某些則抑制基因表現。這些轉錄因子是一個受精卵在胚胎發展過程中，得以分化發展所不可或缺的一部分，它們有許多作用機轉，其中之一是調控 CpG 島（CpG islands，DNA 上出現高頻率胞嘧啶鳥嘌呤二核苷酸的部位）[註 9]以及組蛋白的甲基跟乙醯基化程度。營養分子對轉錄因子有深遠的影響，但詳細機制目前還不清楚。

甲基－乙醯基競爭

組蛋白上的甲基來自 S- 腺苷甲硫氨酸（SAMe），而乙醯基則來自乙醯輔酶 A（Acetyl-coenzyme A）【註10】。我們的身體有充足的 SAMe 跟乙醯輔酶 A，SAMe 是由飲食中的甲硫氨酸在肝臟內合成而來。SAMe 提供十多種重要生化反應所需的甲基，然後經由甲基化循環不斷被回收[57]。乙醯輔酶 A 來自蛋白質、脂肪、跟碳水化合物的代謝分解，並運送含高能量的乙醯基到粒腺體，供檸檬酸循環使用。乙醯基跟甲基都是生命不可或缺的一部分。

組蛋白尾上的甲基化或乙醯基化程度其實受催化酵素（甲基化酶、乙醯基化酶、去甲基酶、去乙醯基酶（Deacytylase）【註11】）的影響比較大，而不是體內甲基跟乙醯基的含量高低。 對製藥界而言，這是一個很好的切入點，但有些營養素對這些酵素有很大的影響，利用這些營養素來做治療，效果也一樣好。以維生素 B_3 為例，B_3 可以減少人體內一群名為沉默信息調節二蛋白（Sirtuin）【註12】的酵素的活性，而這個酵素的作用就是移除乙醯基[58]【譯註2】。另一個例子，則是葉酸可以改變組蛋白的甲基化程度，有趣的是，在血液跟身體組織，葉酸會增加甲基含量，但它卻會減少組蛋白的甲基化程度，進而影響基因表現[59]。很明顯地，許多營養素對基因表現有深遠的影響，利用營養來做治療有很大的潛力。

神經介質運送蛋白

神經介質運送蛋白，有時又被稱為神經介質回收器，位在神經細胞膜上，在神經介質被釋放出來後，快速地進行再回

────【譯註】────────────────────────

【譯註2】在譯者所翻譯的另一本書，《燃燒吧！油脂與毒素》（原文書名：Niacin, A Real Story）裡有關於 B_3 調控 Sirtuin 的說明，目前初步認為，Sirtuin 的抑制可以減緩老化（或者可以說，延長壽命）。

收，以供下次使用。血清素、多巴胺、正腎上腺素回收器的製造
與否，受基因上的甲基跟乙醯基比例（或者也可以說是競爭）
的影響。假如乙醯基比較多，那麼回收器的製造就會增加，而
神經介質活性就會下降。反過來，如果甲基較多，那麼回收器
減少，神經介質活性就上升了。粗略地說，能增加組蛋白甲基
化的營養物，都是天然的百憂解（血清素回收阻斷劑）。組蛋
白與乙醯基結合的生化反應需要組蛋白轉乙醯基酶（Histone
acetyltransferases， HATs）【註13】60。同樣地，在組蛋白去乙
醯基酶（Histone deacetylases， HDACs）的存在下，乙醯基也
可以很快地從組織酮上移除。科學家已經發現了好幾種的 HAT 跟
HDAC。組蛋白轉甲基酶（Histone methlytransferase， HMTs）
將 SAMe 上的甲基轉移到組蛋白上的特定位置。我們以前一直以
為組蛋白的甲基化不可修改，但最近發現了兩個家族的組蛋白去
甲基酶。影響這個酵素基因表現的藥物或營養素，自然會改變神
經介質的回收跟活性。

外基因與大腦功能

健全的心智功能，需要突觸裡的血清素、多巴胺、正腎上腺
素等神經介質有正常活性，而此端賴：

· 大腦神經細胞適量地製造神經介質。
· 神經介質被釋放到突觸後，因為溢散或與其他化學物質結
合而失去活性。
· 神經介質回收器將突觸中的神經介質回收至原來的神經
細胞。

幾十年的研究告訴我們，突觸中的活性由回收器數量主導，
而不是神經介質的數量。血清素回收器類型的抗憂鬱劑，例如百
憂解（Prozac）跟樂復得（Zoloft），阻斷回收器的作用，來增
加血清素在突觸的停留時間與活性。血清素正腎上腺素回收阻斷
劑（SNRI），例如速悅（Effexor），藉由阻斷血清素跟正腎上

腺素的回收，來同時增加血清素跟正腎上腺素的活性。相對地，苯二氮類藥物的鎮定劑，例如贊安諾，則是直接結合到 GABA 受器上增強 GABA 的效果，並平衡過多的正腎上腺素活性。這些藥物都可能對憂鬱、焦慮等症狀有幫助，但是有成癮性，而且疲倦、性慾下降、體重增加及頭痛等副作用，更是令人難以忍受。

外基因研究已經找出許多對神經介質，在突觸活性方面有重大影響的營養分子，例如甲硫氨酸、SAMe、葉酸、菸鹼酸及鋅。這些營養素效用的開創者是賀佛跟費佛，而我也用此療法治癒了上千位思覺失調、憂鬱、焦慮、過動症及行為障礙的患者。這不可能是巧合。

除了上述的營養素，研究也發現了許多增進大腦功能的營養素。因為營養治療是透過矯正大腦生化的失衡，所以此療法的副作用幾乎不存在。

兩種外基因障礙

外基因異常，可能來自初期的**胚胎編程（Fetal programming）**錯誤【譯註3】，或者後期的外基因標記異常。不管是何者，都會造成終其一生的基因表現異常。胎兒編程錯誤可能會在出生時就有明顯問題，而外基因標記異常則是埋下將來發展出癌症、心臟病、退化性自閉症（Regressive autism）【註14】等慢性病的種子。

――【譯註】――――――――――――――――――――――――――――――――――――

【譯註3】胚胎編程（Fetal programming），又稱巴克理論（Barker's hypothesis），編程指的是胎兒會因應母親飲食、荷爾蒙、毒素暴露、藥物使用所創造出來的子宮環境而改變基因的表現，進而改變型態（如身高體重）、代謝跟生化特性。因為這段時期的外基因變化比較底層，因此往往終其一生不變，但是在出生後，外在環境並不一定如子宮內所預期的，因此外基因依然保有一定的彈性來調整基因以適應環境的變化，這個階段的外基因標記就沒有那麼固著，比較可以移除或改變，而營養治療當然也是對後者的效果會比較好。

　　三歲前有外基因障礙，可能會對大腦結構產生不可逆的影響。相對地，如果結構上沒有受損，而僅是基因標記異常所造成的大腦生化失衡，則有可能被矯治。未來的外基因研究，也許可以找出對焦慮症、憂鬱症、思覺失調及其他神經精神疾病持續而有效的療法。

兩種外基因療法

　　異常的基因表現可以被暫時修飾或永久更正。但除了最近的某些癌症研究外，目前大多數的外基因治療都僅是改變基因表現的速度，而不是改變異常的基因標記。這樣的治療會導致兩種結果：（1）將 DNA 從組蛋白上鬆開以增加基因的表現；（2）讓 DNA 跟組蛋白的結合更緊密，以降低表現的速度。這意味著，若停止此療法，療效也可能跟著消失。在未來，唯有真正改變基因標記，才有可能達到永久的療效。發展更先進的外基因療法，應該是國家級的重要目標。

外基因與營養療法

甲硫胺酸及 SAMe

　　費佛針對高組織胺型的思覺失調病人所發展的甲基化療法，幫助了許多患者[28]。費佛相信大腦裡異常的組織胺濃度，會造成精神病症狀，而使用甲硫胺酸可以降低過高的組織胺濃度。在九〇年代初期，我發現就病理機轉而言，甲基化程度才是真正的關鍵因子，而非組織胺。甲基化偏低的患者傾向憂鬱，對血清素回收阻斷劑有不錯的反應。甲基化偏高的患者則偏向高焦慮，如果服用血清素回收阻斷劑往往會更糟。外基因的研究，讓我們看清楚矯正甲基化對精神疾病的重要性[62-63]。甲硫胺酸及 SAMe 增加組蛋白的甲基化，因而抑制製造血清素回收器的基因表現。其造成的結果，就是血清素在突觸數量增加，突觸活性也就跟著上升。也就是說，甲硫胺酸跟 SAMe 都是天然的血清素

回收抑制劑（百憂解）。

葉酸

賀佛在五〇年代開創了思覺失調的葉酸療法。約十年後，費佛發現大多數偏執型的思覺失調患者對葉酸治療的反應良好，但以妄想為主或情感性思覺失調的患者，補充葉酸後反而惡化。我治療數千名思覺失調患者的經驗，也證實了費佛的觀察。我對此感到十分困惑，因為葉酸可以增加甲基化，何以會對甲基化偏低的思覺失調及憂鬱症患者造成負向的影響呢？

甲基化偏高的患者對葉酸有很好的反應，甲基化偏低患者卻對葉酸無法耐受。一九九四年，我在神經科學年會上發表這個發現，認為「甲基／葉酸比」在精神健康上有特殊的意義[42]。後續的外基因研究，終於對此現象有了令人滿意的解釋。研究顯示，減少飲食中的葉酸攝取量，會增加組蛋白尾跟 DNA 的甲基化[64-66]。凡德比爾特大學（Vanderbilt University）的生化學家也發現，葉酸會增加組蛋白的去甲基化[61]。國家衛生研究院的一個研究也指出，葉酸受器基因的活化會增加組蛋白的乙醯基化[67]。葉酸增加回收器基因的表現，因而降低了血清素與多巴胺在突觸的活性。葉酸跟甲基在神經傳導上有相反的效果，葉酸能提升血清素回收的效率，而甲硫胺酸跟 SAMe 則是抑制回收。甲基化偏低的憂鬱症患者服用葉酸後，會增加身體跟大腦的甲基含量，但對於調控神經介質活性的組蛋白跟 CpG 島，反而是降低甲基化。

葉酸可以增加也能減少組蛋白尾跟 CpG 島的甲基化，端看葉酸作用在 DNA 的哪一個部位。單就精神健康的部分來看，低甲基化的患者應該避免補充葉酸，甲基化過高的患者才適合補充。

維生素 B$_3$（菸鹼酸）

多年來，賀佛成功地使用菸鹼酸來治療思覺失調的患者。

後來的費佛也在低組織胺型病人身上觀察到很好的療效，而對其他類型的病人就沒有什麼效果。九〇年代初期，我發現菸鹼醯胺（Niacinamide），也就是活化型的菸鹼酸，可以取代菸鹼酸，來治療高多巴胺型的患者。在多年的困惑與不確定後，現在外基因學對於菸鹼酸何以有用，已經可以給我們一個解釋。Sirtuins是一群群體內自然存在的蛋白質，功用是移除乙醯基跟促進甲基化，而菸鹼醯胺會抑制Sirtuins的功能[58]。所以當增加維生素B$_3$（菸鹼酸或菸鹼醯胺），就會增加回收器基因的表現，使得多巴胺的活性下降。因此，對於多巴胺活性過高的偏執型思覺失調患者，此療法特別有效。【譯註4】

其他營養素

除了甲基、乙醯基、葉酸以及菸鹼酸對大腦生化有很大影響外，其他許多營養素也會影響神經傳導的外基因作用[68]。例如生物素（Biotin）跟磷酸鹽可以共同結合到組蛋白上，而影響基因的表現。鋅則會增加金屬硫蛋白的合成，而金屬硫蛋白是體內一種重要的抗氧化物。另外，外基因運作需要酵素跟輔因子，許多營養素會改變這些酵素跟輔因子的合成跟功能。泛酸（Pantothenic acid）、色胺酸、膽鹼（Choline）及二甲基乙醇胺（Dimethylaminoethanol, DMAE）都會提升組織酮的乙醯基化。最後，許多營養素會直接影響調控基因表現的DNA啓動子（DNA promoter region）【註15】。

【譯註】

【譯註4】臨床上，思覺失調病人的第一線用藥就是多巴胺阻斷劑，如理思必妥，如果病人反應不錯，其實我們可以反推，病人很可能就是甲基化偏高，因此就可以用維生素B$_3$跟葉酸來取代，理思必妥阻斷多巴胺回收器，可以處理症狀，但是B$_3$跟葉酸處理更上游的外基因異常，更合理而且沒有副作用。

尋找外基因疾病

本書的第三章中，我曾提到，過去三十五年來，我從三萬多個精神疾病患者身上，收集了超過三百多萬筆的血液、尿液跟組織的生化檢查數據。

透過實驗室檢驗與病史收集，評估每一個病患的甲基化程度。我發現在某些精神疾病上，甲基化異常的比例接近百分之百。而既然甲基化狀態是外基因運作的重要決定因子，那麼這些疾病很有可能本質上都是外基因障礙。實際上，精神疾病的遺傳特性也支持這個觀點，因為精神疾病雖有家族傾向，但又違反了古典的孟德爾遺傳定律（Mendelian genetics）【註16】，例如，同卵雙生並沒有百分之百的發生率。

環境因子可能一次同時改變許多基因的表現，進而造成外基因障礙。因此外基因疾病的表現會是一個症候群。例如，自閉症通常有免疫低下、大腦結構改變、消化異常、奇特且反覆性的動作等，而以上這樣的臨床表現，正是外基因障礙的特色。符合外基因障礙的條件如下：甲基化異常、非孟德爾式遺傳、獨有的症候群跟臨床表現。然而最能代表外基因障礙的，是突然的發病，且發病後就慢性化而無法自我復原。因為這些影響基因顯現的標記，即使細胞更新也無法移除，發病後病症便不會消失。未來，外基因療法可能可以改變基因標記，來真正地治療病人。

自閉症

一九九九年，自閉症研究中心（Autism Research Institute）的林蘭（Bernard Rimland）在得知我有世界上最大的自閉症相關生化檢查資料庫後，要求我能否找出此病症的生化特質。我的數據中，有些發現與過去的研究一致，例如金屬代謝異常、維生素 B_6 缺乏、重金屬中毒等【譯註5】，但也意外發現超過百分之九十五的患者有甲基化偏低的情況。此發現也開啟後來詹姆士

（S. Jill James）、戴斯（Richard Deth）等諸多學者進一步的研究，讓我們擁有更具說服力的證據，證明甲基化偏低確實是泛自閉症（Autism spectrum disorder）[註17]的一個特徵[69-70]。退化跟症狀的持續，都反映出自閉症是基因的表現異常。第七章我們會再提到，自閉症本質上是一個外基因障礙[71-72]。

情感性思覺失調（Schizoaffective Disorder） [註18]

這是一個混和了思考、情緒、知覺障礙的病症，例如妄想性思考、情緒極端（憂鬱或狂躁）跟幻覺。大多數患者的主要症狀是妄想。許多患者合併有強迫傾向、內在焦慮、以及僵直。

患者在發病前往往有不錯的能力跟成就，在成人時期才突然精神崩潰。我檢視了五百位患者的生化檢驗資料後，發現幾乎所有患者都有甲基化偏低的情況。我認為這個可怕疾病的本質，也是外基因障礙。

偏執型思覺失調

此嚴重的精神疾病通常有聽幻覺跟偏執（Paranoia）[註19]等症狀[73]。超過千人的生化檢驗資料庫顯示出，超過百分之八十五的患者有甲基化過高的情況。若排除診斷錯誤的部分，比例會更高，另一項更嚴謹的研究中，兩百五十名典型患者內，有高達百分之九十四甲基化過高。我們認為，在精確的診斷下，此生化障礙的比例會接近百分之百。此病常在十五歲後發作。偏執型思覺失調本質上似乎也是外基因障礙。

【譯註】

【譯註5】美國醫師 William Shaw 所著的 Biological Treatments for Autism & PDD 有相關的解釋（台灣中文譯本書名為：自閉症的生物療法）。

強迫症 （Obssesive-compulsive disorder，OCD） [註20]

資料庫中有九十二名嚴重強迫症患者[73]。許多人在回溯病程時，都發現是突然發作後再進入慢性化。這些病人裡，有八十八位出現嚴重的甲基化偏低。同樣地，這強烈暗示了強迫症是外基因障礙。

反社會人格障礙 （Antisocial personality disorder，ASPD） [註21]

資料庫裡頭，有八百名重罪犯跟數千名具暴力傾向的孩童。在評估超過四百位反社會人格障礙患者後，觀察到這些人普遍有鋅缺乏、吡咯症、重金屬中毒以及血糖失調。然而，其中有超過百分之九十六的人同時也具有甲基化偏低的情形，顯示這也是一個外基因障礙合併大腦發展錯誤跟神經介質異常。針對組蛋白跟DNA 的 CpG 島進行甲基跟乙醯基的調整，也許可以有效降低這類病人的犯罪跟暴力行為。

厭食症

有一項研究中，檢驗了一百四十五位被診斷厭食症的病人後，顯示其中一百四十位有甲基化偏低的情況[73]。用營養治療提升甲基化再合併諮商，會大大提升治癒的機會。厭食症的外基因研究具有很大的潛力。

性慾倒錯 （Paraphilia） [註22] [73]

資料庫裡有一些性偏好異常的個案，包含戀童癖、虐待及被虐狂、偷窺狂，他們都是男性，且同時都身陷法律糾紛。他們有難以控制的性幻想，使得生活難以為繼。其中只有兩位有兒時創傷的經驗，大多數的個案都在十四到十六歲之間了解到自己性偏好的異常。超過百分之九十的個案為甲基化偏低，表示這可能也是一個外基因異常的情況。

跨代外基因遺傳

（Transgenerational Epigenetic Inheritance, TEI）【註23】

　　動物實驗很清楚地證明了，外基因障礙可以在不變更基因本身序列的情況下，直接遺傳給下一代[74]。有越來越多的證據顯示人類也是。這意味著，您暴露、接觸毒物所造成的外基因障礙，是可以傳給您的子女甚至孫子的。這讓我想到《聖經》裡頭的一句話：「父輩的罪孽，會及子孫」。基因甲基化異常的印痕（Imprinting）是 TEI 的主要機轉。我們都知道，懷孕時期暴露於毒物中，可能會造成胎兒的生理缺陷。TEI 缺陷可能會造成大腦發展異常、化學物質不平衡、免疫功能低下，及發展出精神疾病的風險。此外，TEI 也是過動症、自閉症、乳癌等疾病近來盛行率上升的原因（基因沒變，但基因表現改變了）。【譯註 6】

先天體質、後天養育及外基因學

　　幾世紀以來，科學家們爭論著精神疾病究竟是先天體質的問題，還是後天教養的問題。隨著科學進展，現在學者們多認同兩者都有影響。思覺失調跟其他精神疾病都有遺傳傾向，但都不符合孟德爾定律，意味著基因的表現深受環境影響。外基因的研究告訴我們，毒物暴露、情感創傷、慢性生活壓力、氧化壓力、藥物副作用、輻射線及營養不均，都可能造成基因表現異常。好

──【譯註】────────────────────────

　　【譯註 6】過去教科書常告訴我們拉馬克的用進廢退說是錯的，因為當時認為，生物如何使用他的身體不會改變自身的基因序列，達爾文的天擇說才是決定基因演化的真正力量，例如長頸鹿的脖子會逐漸變長，是因為環境篩選出這個基因（脖子長比脖子短更能吃到高處的樹葉，因此存活與繁衍的機率增加）。但 TEI 的出現提供了強力證據，證明生物與環境互動的方式，會改變外基因的運作，而產生的外基因變化是可以直接遺傳給下一代的，也就是說，拉馬克跟達爾文其實是對的，只是一個是外基因一個是基因。

消息是，基因表現異常可以透過外基因療法來矯正。開發藥物來改變基因表現或許並非不可行，但是使用營養來治療一樣有效。

本書前面幾個章節中，已經介紹了解釋大腦生化不平衡的重要現象跟原則，也大致描述了營養如何以更自然的方式達到藥物的效果，且不引起副作用。接下來的章節，會更仔細地介紹思覺失調、憂鬱、自閉症、行為障礙及阿茲海默症（Alzheimer's disease，AD）【註24】。必要時，還會反覆提到前面幾章的內容，因為我們相信這些訊息十分的重要。

愛德華·孟克
Edvard Munch
1863 － 1944

名人小故事

生命的恐懼跟疾病對我都是不可或缺的，沒有焦慮跟疾病，我就像一艘沒有舵的船。
My fear of life is necessary to me, as is my illness. Without anxiety and illness, I am a ship without a rudder.

孟克的母親在他年幼時就過世，而父親講的床邊故事，也都是不大適合兒童幼小心靈的鬼故事（甚至取材自愛倫坡的恐怖小說），其父對宗教虔誠到近乎瘋狂，也讓孟克覺得父親神經質。加上手足相繼早夭，孟克的個性自小就十分陰沈跟悲觀，他的畫作表達的不是外在的現實，而是內心的感受。

他有厲害的焦慮，加上飲酒過度，四十五歲時開始出現幻覺跟被害妄想，被送到醫院接受治療近八個月才穩定下來。有人認為孟克最著名的作品〈吶喊〉，可能就是他的幻覺經驗。紀德說：「不朽的傑作是由瘋狂所喚起，而由理智來完成」，孟克或許就是如此。

蘇醫師
閱讀室

/ 註 1/

雙股螺旋（Double helix）：分子生物學裡，多半指的是雙股核酸的結構。
DNA 就是兩股核苷酸聚合物結合後的雙股螺旋。

/ 註 2/

核小體（Nucleosome）：基因纏繞起來的基本單位，主要由組蛋白跟纏
繞其上的 DNA 構成。

/ 註 3/

染色質（Chromatin）：指構成染色體的 DNA 及蛋白質（主要是組蛋白，
但其他蛋白質也扮演重要的功能）。染色質將 DNA 包裹成較小體積（以
塞進細胞核）、協助 DNA 細胞分裂跟減數分裂、調控基因的表現及複製。

/ 註 4/

組蛋白尾（Histone tails）：突出於組蛋白的線狀片段，與基因表現調
控有關。

/ 註 5/

組蛋白修飾（Histone modification）：組蛋白尾的化學變化，可以影
響基因的表現，是外基因調控的機制之一。

/ 註 6/

磷酸（Phosphate）：磷酸的鹽類或酯化物，結構上有 PO_4 這個化學基。

/ 註 7/

泛素（Ubiquitin）：一個由七十六個氨基酸構成的小型蛋白質，有許多
生理功能，包含在不需要的蛋白質上做標記，以利後續的分解處理。

/ 註 8/

瓜胺酸（Citrulline）：一種胺基酸，在腎臟會被轉換為左旋精氨酸，
促進一氧化氮的生成

/ 註 9/

CpG 島（CpG islands）：基因上胞嘧啶 - 磷酸 - 鳥嘌呤（cytosine-
phosphate-guanine）高含量的區域。

/ 註 10/

乙醯輔酶 A（Acetyl-coenzyme A）：參與許多重要的生化代謝反應，
外基因的組蛋白修飾的機制之一就是乙醯基化，而乙醯輔酶 A 是最主要
的乙醯基來源，此外，它也涉及神經傳導介質乙醯膽鹼的合成及脂肪的
代謝。

/ 註 11/

去乙醯基酶（Deacytylase）：一群酶的泛稱，功能為將乙醯基移除，跟轉乙醯酶作用相反。

/ 註 12/

沉默信息調節二蛋白（Sirtuin）：一群可以移除乙醯基的蛋白質，進而抑制基因的表現。

/ 註 13/

轉乙醯基酶（Acetyltransferases）：將乙醯基轉至組蛋白及其他蛋白質的酵素。

/ 註 14/

退化性自閉症（Regressive autism）：自閉症的一種，患者在出生後一至二年的發展與其它小孩無異，但突然地發生退化，而失去先前學習到的語言跟社交能力。

/ 註 15/

DNA 啓動子（DNA promoter region）：DNA 上的一個調控區域，在被調控基因的上游，用以控制基因的表現。

/ 註 16/

孟德爾遺傳定律（Mendelian genetics）：古典基因學裡，母代將遺傳特質遺傳到子代的法則。

/ 註 17/

泛自閉症（Autism spectrum disorder，ASD）：神經發展障礙，特徵是社交互動與溝通困難，行為表現有限，常常是反覆性的行為。此疾病影響神經細胞跟神經突觸，三歲前發病。

/ 註 18/

情感性思覺失調（Schizoaffective Disorder）：成人後發病的一種精神疾病，主要症狀為認知功能及情緒障礙，伴有怪異妄想、混亂言語及明顯的社會、職業功能障礙。

/ 註 19/

偏執（Paranoia）：一種精神疾病狀態，主要症狀為被害妄想。

/ 註 20/

強迫症（Obssesive-compulsive disorder，OCD）：一種精神疾病，主要症狀為反覆出現的念頭，伴有衝動、焦慮跟相對應抵消行為。

/ 註 21/

反社會人格障礙（Antisocial personality disorder，ASPD）：一種人格疾患，患者會操弄、剝削或侵犯他人的權利，也會從事犯罪行為。典型表現，例如偷竊、叛逆、好鬥，對所做的行為從不感到不當，常罔顧他人跟自身的安全。

/ 註 22/

性慾倒錯（Paraphilia）：精神疾病的一種，只要是有異常的性幻想、性衝動、性行為對象，包含戀童癖、暴露狂、戀物癖、摩擦癖、虐待狂、被虐狂、偷窺癖等等。

/ 註 23/

跨代外基因遺傳 （Transgenerational epigenetic inheritance，TEI）：基因本身不改變下，將基因表現方式遺傳給下一代的一個現象。

/ 註 24/

阿茲海默症（Alzheimer's disease，AD）：一個進行性的致命疾病，造成神經細胞死亡、記憶喪失、思考及行為障礙。

營 力
養
的 量

chapter

05

思覺失調

許多研究人員認為，思覺失調是源自外基因調控錯誤，而使得掌管心智功能的基因表現異常。因為思覺失調有遺傳傾向，但又不符合單基因遺傳的孟德爾定律。例如：同卵雙生中有一人生病，另一人並不一定會發病。

營養的力量

> 甲基化偏低型的思覺失調患者，在臨床上常被診斷為
> 情感性思覺失調跟妄想症，例如他們會認為警察在跟
> 蹤自己、家人是外星人，或者衛星發送射線到他們的
> 腦中。大多數這類型的病人都會有反覆的儀式化行為
> 跟強迫傾向，他們或許外表看起來很淡定，但內在其
> 實十分焦慮。

導言

　　早在古埃及的文獻裡，就記載了思覺失調，但數千年來，我們對這個疾病所知依然有限。不分種族、不分貴賤、不分地理位置，約有百分之零點三的人會發展出這個疾病。嚴格來說，思覺失調是一個泛稱，包含的是一群表現相似，但本質上可能截然不同的精神疾病。男性通常在十五到二十五歲間發病，而女性則是十六到三十五歲。

　　發病時的症狀有幻聽、妄想、偏執及性格劇烈改變，常讓病患家屬跟朋友不知所措。對患者而言，罹患此病是終生的苦痛，對家屬則是身心俱疲跟財務耗竭，整個社會也因失去寶貴的人力跟經濟資源，而蒙受重大損失。

思覺失調簡史

　　記載思覺失調的文獻，最早可以追溯到西元前兩千年。此疾病在十九世紀前，多半被視為「喪心病狂」，而原因是「著魔」。中世紀對此「現象」的治療方式，就是進行宗教驅魔（Exorcism）[註1]儀式，倘若沒有效，便會在病人的頭顱骨上打洞（顱穿孔，Trepanation）[註2]，好讓邪靈可以離開。

直到十九世紀，人們才開始將思覺失調視為一種精神疾病。法國精神科醫師佛維特（Falvet）首先在一八五一年描述循環型瘋狂（Folie circulaire）[76]。而德國精神科醫師賀克（Ewald Hecker）則在一八七一年描述了心智狀態出現退化，而有癡傻跟混亂言行的病例[77]。卡賀鮑姆（Karl Kahlbaum）則在一八七四年介紹了以僵直及偏執為主的病例[78]。

德國的克列普林（Emil Kraepelin）把上面描述的各個病症整合為一個單一的概念，是精神醫學上一個重要的里程碑，他稱之為早發性癡呆症（Dementia praecox）【註3】，因為這些病症不論是混亂型或者偏執型，都很早會就發病，使得它跟晚發型的失智症得以區別。同時，他也是第一位描述雙極型疾患（躁鬱症）的醫師。克列普林把早發性癡呆症分為三種亞型：偏執、混亂、與僵直型。這個想法主導了精神醫學界三十多年，最終，我們漸漸了解到，這個疾病根本不是癡呆症，這是一群有共同表現（思考、感知失調）的不同疾病。

一九一一年，瑞士精神科醫師布魯勒（Eugen Bleuler）說服學界，早發性癡呆症是一個不適切的命名，他把此病重新命名為精神分裂症[80]，但依然保留了克列普林的分型概念，只是再加入第四種分型：單純型。由於佛洛伊德、阿德勒及榮格的影響，二十世紀初期對此疾病的處理方式，是在躺椅上進行早期創傷經驗的探索，再透過精神分析予以治療[81-83]。在發現 Thorazine 及 Reserpine 可以大幅減少部分病人的激動及精神病症狀後，藥物治療在一九五〇年代後開始流行[76]。此後，精神科醫師便將諮商、精神分析和藥物治療整合在一起。

生物精神醫學

一九六〇年代中期，可以說是生物精神醫學的起點，生物精神醫學的擁護者視思覺失調是一種生理疾病，而非創傷經驗的

心理表現[84]。這個觀點上的大轉折，是基於在思覺失調的雙胞胎研究中，顯示此病有很高的遺傳性[9]。在表 5-1 裡我們可以看到，當血親罹患思覺失調時，會如何大幅增加其他家人發病的風險，不令人意外地，同卵雙胞胎的風險最高（大於一半）。

表 5-1：思覺失調的遺傳率【譯註 1】

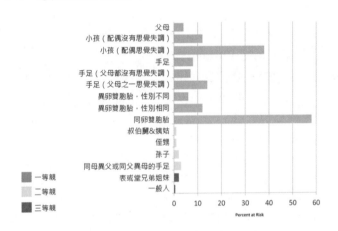

一九六〇年代中期時，大多數病人都已經離開分析師的躺椅，轉往接受藥物治療，藉此希望矯正大腦生化跟神經介質的異常。在開始使用藥物的階段，有許多令人振奮的案例報告一一出現，類似藥物也陸續被開發出來，包含 Thorazine、Haldol、Prolixin、Mellaril、Navanc、及 Stelazine 等。

不幸地，每一個藥物都發展出嚴重副作用的可能性都極高，包含了運動障礙、過度鎮定、睡眠障礙、體重增加、口乾舌燥、個性改變、血糖調節異常，甚至是致命的抗精神病劑惡性症候群（Neuroleptic malignant syndrome）【譯註 2】。這些副作用常讓人放棄服藥，導致症狀突然惡化，許多案例甚至因此自殺死亡。

一九九〇年代後，第二代的思覺失調用藥問世，這些藥物常被稱為非典型抗精神病劑（Atypical antipsychotic medications）【註4】，效果不僅更好，副作用也更少。這些藥物間各個相異，作用原理也全都與第一代的藥物不同。它們大多數都同時作用在多巴胺跟血清素系統上（第一代僅作用在多巴胺）。第一個非典型抗精神病劑，是直至今日都仍被認為效果良好的 Clozaril，但由於它可能引起致命的骨髓抑制，因此需要反覆抽血檢查，現在 Clozaril 往往是最後一線藥物。其他較多醫師使用的抗精神病劑，包含有金普薩 Zyprexa、理思必妥 Risperdal、思樂康 Seroquel、哲思 Geodon、安立復 Abilify 及思維佳 Invega[86]，目前也還有其他藥物正在研發中。

目前對於該使用何種抗精神病劑都還是只能「試誤」，藥物的治療效果無法事先預期。有些病人在試用第一種藥物時就有不錯的反應，但也有病人試過所有的藥物後也不見改善。好消息是，有一定比例的病人都能找到控制症狀的藥物，但是其中大多數都會有藥物副作用，包含過度鎮定、認知功能受損、社交功能下降、個性改變、運動障礙、血糖異常、體重增加、中風或者抗精神病劑惡性症候群。

───【譯註】───

【譯註1】一般群眾（general population），也就是沒有任何家族病史的情況下，罹患思覺失調的風險約為百分之一，如本表的最下方。而當一個人有思覺失調，則他的親戚終其一生會罹患思覺失調的風險，基本上跟他與患者的基因相似度成正比，例如父母約百分之六，小孩（假如配偶沒有思覺失調）則是百分之十三，或百分之三十七（假如配偶也是思覺失調），以此類推。風險最高的就是患者的同卵雙生手足，超過百分之五十的風險。

【譯註2】抗精神病劑惡性症候群（Neuroleptic malignant syndrome）：神經細胞釋放乙醯膽鹼來刺激肌肉細胞收縮，多巴胺則可以拮抗乙醯膽鹼，抗精神病劑會阻斷多巴胺，於是乙醯膽鹼就會過度刺激肌肉，導致肌肉持續收縮，嚴重的話體溫上升、橫紋肌溶解、腎衰竭，死亡率頗高。

　　非典型抗精神病劑與第一代抗精神病劑相較下，有較好的症狀控制效果，同時副作用也較少，但是二○一一年的一項研究顯示，非典型抗精神病劑的長期使用與大腦皮質（Cortex）【註5】的萎縮有正相關[88]。綜合來說，非典型抗精神病劑雖有不錯的療效，但仍很少有病人能完全恢復到發病前的能力水準，不僅有不少的副作用，還會造成大腦皮質逐漸減少。

思覺失調的成因

1. 多巴胺理論

　　一九五二年，卡爾森（Arvid Carlsson）發現多巴胺這個神經介質，但並未受到重視[89-90]。然而後來發現，服用安非他命（Amphetamine）【註6】的正常人會出現思覺失調的症狀，例如偏執跟妄想。

　　這使得研究人員相信，多巴胺活性過高是思覺失調的病因。加上研究發現，服用多巴胺抑制劑可以改善病人的症狀，反之，服用利他能之類的多巴胺促進劑會惡化症狀，於是這個理論的可信度大增，使得接下來三十多年的時間裡，研究都環繞在這個理論之上，幾乎今天所有的抗精神病劑，也都是基於此假設而開發出來。這個理論可以解釋思覺失調常見的妄想、幻覺（正性症狀），但無法解釋病人為何會有認知、社交困難（負性症狀）。近年來，研究的焦點逐漸轉往穀氨酸理論。

2. 穀氨酸理論

　　思覺失調病因的另一個解釋是穀氨酸理論，它可以同時解釋正性與負性症狀（Positive and negative symptoms of schizophrenia）【註7、註8】[91]。這個想法最早來自於使用幻覺劑PCP（Phenocyclidine，天使塵）【註9】，會產生跟思覺失調相當相似的症狀表現[92]。而 **PCP 的主要作用是減少穀氨酸在 NMDA**

受器的活性。研究發現，增加 NMDA 活性（透過補充甘氨酸）可以有效地減少症狀。**NMDA 受器有一個獨特之處，就是它需要穀氨酸跟甘氨酸同時結合才會被活化。**

藥廠目前也積極研發可以增加穀氨酸在 NMDA 受器活性的藥物。然而，初步研究顯示，肌胺酸（Sarcosine）【註10】、右旋絲氨酸（D-serine）、右旋環絲氨酸（D-cycloserine）都可以增加甘氨酸活性而活化 NMDA 受器[93]。在雙盲安慰劑控制的試驗中，將抗精神病劑跟以上營養素合併使用，有很好的效果。研究人員仍在持續調查，這些營養素之所以能增加藥物效果的原因。可是，這些營養素單獨使用就可以產生療效，也不無可能。

初步研究發現，右旋絲氨酸跟右旋環絲氨酸對甲基化偏低的思覺失調特別有效果，而肌胺酸則是對甲基化過高的病人有幫助。此外，右旋絲氨酸對嗎啡、古柯鹼、酒精及其他物質成癮，有很強大的治療潛力。

3. 氧化壓力理論

有大量的證據顯示，思覺失調的其中一項特徵，是大腦存在過多的氧化壓力，這使得許多人認為氧化壓力是此疾病的主要成因[94-95]。所謂氧化壓力，就是體內因為過氧化物跟自由基的過度產生，導致後續破壞性的化學反應（見附錄 B）。思覺失調患者腦中的穀胱甘肽，因為被氧化自由基損耗，故常出現低下的情況。而**低穀胱甘肽會減少穀氨酸在 NMDA 受器的活性**，因而造成幻覺、妄想等其他思覺失調常見的症狀。

4. 外基因理論

許多研究人員認為，思覺失調是源自外基因調控錯誤，而使得掌管心智功能的基因表現異常[97-98]。因為思覺失調有遺傳傾向，但又不符合單基因遺傳的孟德爾定律[99]。例如：同卵雙生中有一

人生病，另一人並不一定會發病。此外，多年來科學家企圖尋找此病的致病基因，但始終徒勞無獲，相對地，外基因研究卻大有斬獲。

在一項同卵雙生的研究中發現，發病的那一位有甲基化異常，而正常的另一位則沒有（基因一樣，但外基因不同）。另一項研究則發現，相對於憂鬱的病人，思覺失調的病人有較高的甲基化程度，使得 GAD67 這個基因的表現收到壓抑，於是製造神經介質 GABA 的酵素出現異常。同時也發現甲硫胺酸會惡化症狀，但丙戊酸（Valproic acid，藥品商品名為帝拔顛）因為能夠增加乙醯基化而得以改善症狀。可以增加乙醯基化的營養素，例如葉酸跟菸鹼酸，也可以達到一樣的效果。【譯註3】

如同第四章所提到的，甲基跟葉酸對於調控基因顯現有很大的影響。異常的甲基／葉酸比，會改變維持大腦正常運作所需的酵素跟回收器的製造量。百分之七十的思覺失調病患有血清甲基跟葉酸含量異常。甲基化過高與偏低的思覺失調分型，在本質上都是外基因的異常。

因為甲基／葉酸比上升而導致多巴胺回收器（Dopamine active transporter, DAT）【註11】製造減少，若沒有這個回收器，多巴胺便無法被回收，且會一直停留在神經突觸裡，造成多巴胺活性上升，而這個生化異常，是偏執型思覺失調的特徵。

相對地，甲基化偏低則是造成血清素、多巴胺、正甲基腎

───【譯註】─────

【譯註3】穀氨酸去羧酶（glutamic acid decarboxylase, GAD）主要的功能就是將興奮性的神經介質穀氨酸轉換成抑制性的神經介質 GABA，當 GAD 功能下降，穀氨酸就會上升而過度刺激大腦產生精神症狀，甚至導致神經細胞死亡。而 GAD 的功能依賴維生素 B_6，因此 GAD 如果有基因或外基因異常，臨床上就可以用高劑量的 B_6 來克服。

上腺素活性下降，同時也造成 NMDA 受器活性改變，因而造成情感性思覺失調跟妄想。正腎上腺素活性減少通常跟腎上腺素活性下降合併出現，使得情感性思覺失調跟妄想症（Delusional disorder）【註12】病人出現僵直症狀。

也有人認為思覺失調跟病毒感染有關，但這個理論可以視為是外基因異常的一部分，因為可能是病毒改變了基因的表現。而跨代外基因遺傳的發現（詳見第四章），則可以解釋為何思覺失調會有遺傳傾向，但卻又違反古典單基因疾病的遺傳模式。

假如外基因理論是正確的，那麼思覺失調的治療跟預防將完全改觀。將來的研究，將著重於找出與精神疾病有關的 DNA 甲基化與組蛋白調節錯誤，進而矯正它。思覺失調的外基因研究有很大潛力，也許可以幫助我們找出治療這個疾病的真正方法。

思覺失調的生化分型

在分析過三千六百個思覺失調個案後，我的血液跟尿液資料庫分析，證實了費佛對這個疾病分類的看法。百分之九十左右的思覺失調，可以大致區分為三個生化型（或表現型）：百分之四十二為甲基化過高，百分之二十八為甲基化過低，另一種則是嚴重的氧化壓力，吡咯型，佔百分之二十。每一個分型都有它自己獨特的症狀表現，臨床上可以依此區分。思覺失調表現型分類，如圖 5-1，較不常見的原因則如圖 5-2。【譯註4】

――【譯註】――――――――――――――――――――――――――――――□

【譯註4】思覺失調的臨床診斷分型是依據核心症狀分為：(1)偏執型、(2)混亂型、(3)僵直型，本身並沒有病理基礎，威爾許博士的生化分型補足了這個缺口，因為甲基化偏高的特色就是多巴胺活性過高，臨床表現就是偏執型，甲基化偏低因為神經介質回收過盛，所以神經細胞間無法溝通，於是當機（僵直型），而氧化壓力會導致神經介質受器功能異常，所以常出現厲害的起伏（混亂型），當然生化檢驗可以提供更客觀的證據。

鑑別診斷

　　甲基化過高或者吡咯型病人通常在發病前（甚至童年時期）就有跡可循，但是甲基化偏低的個案則有可能在發病前一點徵兆也沒有。血液及尿液的化學分析，約可提供診斷所需的一半資訊。症狀、個性特質、生理特徵、病史及家族史，在辨別病人的生化分型上都一樣重要。實際上，仔細的症狀跟病史評估可以準確預測檢驗結果。核心症狀的存在與否，再加上實驗室檢驗，通常都能協助做出正確的生化分型。

圖 5-1： 思覺失調的生化分型

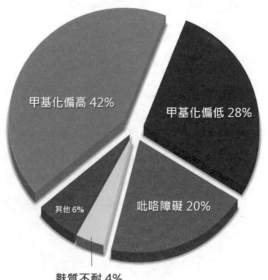

圖 5-2：思覺失調的其他成因

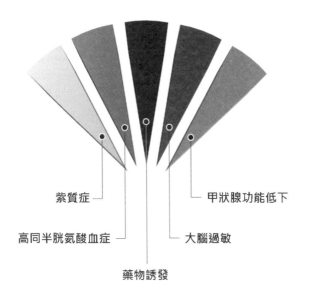

紫質症

高同半胱氨酸血症

藥物誘發

甲狀腺功能低下

大腦過敏

初期症狀

發病前（或服藥前）的症狀變化可以告訴我們許多事情，而服用藥物常會改變這個疾病核心症狀的呈現方式。發病時的行為與知覺變化，可以協助我們做出正確的診斷：

・活動量增加且有幻聽的患者通常是甲基化過高。

・病人突然活動量減少，甚至出現僵直者，往往是甲基化偏低。

・情緒起伏、莫名驚懼，且症狀在壓力下惡化，這樣的病人可能是吡咯型。

對精神藥物的反應

這部分對診斷也十分有助益。病人跟家屬也許會因為副作用的關係，而對控制症狀有效的藥物評價不佳。但關鍵是在於藥物對症狀的控制有效與否，而非它有無副作用。在服用提升血清

素活性的藥物（例如 SSRI）後，症狀突然惡化，可能代表葉酸不足及甲基化偏高。同樣地，在使用苯二氮平類藥物後惡化，則可能是甲基化偏低。

家族史

思覺失調患者中，有超過一半的病患至少有一位親戚有重大精神疾病。收集家屬的診斷、病史、用藥反應十分有用。第十章對家族史的部分會有更詳細的說明。找出家屬的生化分型，也可以加速確認病患本身的疾病分型。

幻覺或妄想為主

就症狀上來說，必須區分是妄想（思考障礙）為主還是幻聽（知覺改變）為主。雖然並不一定，但有嚴重妄想的病人多半是甲基化偏低，而幻聽為主的病人則多為甲基化偏高。大多數合併妄想與幻聽症狀的病人，則是吡咯型。

是否合併精神用藥

一般來說，在使用營養治療初期合併藥物的話，病人會較快也較完全地恢復。臨床經驗告訴我們，完全復原的病人在停藥後的一年內，有很高的復發機會。因此，我們建議病人不要一次突然完全停藥。許多人在營養治療合併少量藥物的治療下，都可以過正常的生活跟工作。將來腦科學的進展可以改進營養治療的效果，讓病患可以不再需要藥物。

數個月的營養治療後，許多病人都回報，儘管感到十分疲累跟沒勁，但是精神病症狀、焦慮、憂鬱、社交互動跟認知都大有改善。我常常告訴病人這其實是好消息，因為這意味營養治療開始發揮效果，而使得原先服用的藥物開始讓病人過度鎮定。此時病人的主治醫師往往會著手減藥，病人也就恢復體力跟能量了。

恢復的時程

　　跟家屬說明治療所需要的時間十分重要，否則家屬會因為等不及而感到挫折跟灰心。

・吡咯型的病人通常在前二至四週開始有治療反應，並在接下來的二到四個月內逐步改善。

・大多數甲基化偏高的病人在前三週可能毫無起色，但在近一個月後開始改善。

・甲基化偏低的妄想症病人在前二至六週症狀不會有太大改變，之後便會漸漸改善，許多病人可以回歸正常生活。【譯註5】

甲基化偏高型思覺失調

　　約有百分之四十二的思覺失調病人，有甲基化過高的問題。血液檢驗往往會有組織胺濃度低於 40 ng/ml、嗜鹼性白血球低於百分之三十，及血清銅大於 120 mcg/dl 的異常。此分型的病人因為基因調控異常，使得神經介質回收器減少及銅活性過度，因此導致多巴胺及正腎上腺素活性上升。病人往往有聽幻覺、多疑、激動跟嚴重焦慮，臨床上常被診斷為偏執型思覺失調。

　　表 5-2 中列出了此生化障礙可能出現的症狀。請注意，並不是每一個症狀都會出現，只要有裡頭百分之三十到五十的症狀，就可以懷疑是此分型。最常見的症狀是聽幻覺、嚴重焦慮、躁動跟多疑。

──【譯註】──

【譯註5】大部分病人及家屬都求好心切，對營養治療會有像吃藥一樣的期待，也就是期望「立即見效」，但是營養治療的核心精神本來就不是症狀控制，而是希望能透過矯正生化及外基因異常，來讓身體恢復正常運作，所以需要較長的時間，醫師、病人、家屬都需要有相當的耐心。

表 5-2：甲基化偏高思覺失調的症狀與特質

聽幻覺	多疑
高焦慮度及容易恐慌	**憂鬱**
高活動度	睡眠障礙
低性慾	耳鳴（Tinnitus）【註 13】
對宗教有高度興趣	上半身、頸部、頭痛
低血中組織胺	多毛症（Hirsutism）【註 14】
嗜鹼性白血球偏低	對食物、化學物質敏感
體重過重	有音樂或藝術天份
抖腳、來回踱步	血清銅上升
產後發病	對雌性激素有不良反映
對 SSRI 類抗憂鬱劑有不良反應	服用抗組織胺會不舒服
對甲硫氨酸有不良反應	對 SAMe 有不良反應
服用苯二氮泮類鎮定劑後改善	服用鋰鹽後改善
眼睛乾澀、口渴	過去有濕疹（Eczema）【註 15】
認為所有人都不懷好意	自傷
求學時期學習動力低	固執
對疼痛忍受度高	沒有季節性過敏
被診斷為偏執性思覺失調	常有狂熱的舉動

接下來的案例，整理了甲基化過高的思覺失調症狀呈現與
治療。

思覺失調案例一：甲基化過高

茱蒂，她是一名護士，二十六歲時發病。起先是睡眠障礙，接著開始焦慮度上升、工作表現下降並出現聽幻覺。她表示一直聽到一名男子咒罵她沒有用、應該去死。茱蒂請了假回家修養，但症狀持續惡化。她開始看精神科醫師，但每個禮拜的諮商跟團體治療都成效不彰。於是她被送到醫院住院，開始服用 Zyprexa、Tegretol 及 Zoloft。此後幻聽減少，她終於可以好好睡覺。

茱蒂的外婆有嚴重的焦慮跟憂鬱病史。茱蒂小時候成績不算太好，但很能交朋友，她也很喜歡藝術跟音樂。抽血檢驗發現血液組織胺濃度低於 10 ng/ml，並有甲基化過高的情形。此外，她體內的銅過量，而鋅則不足。除了藥物外，茱蒂開始服用葉酸、鋅、菸鹼酸、維生素 B_6、B_{12}、C 跟 E。她的營養治療目標放在降低正甲基腎上腺素跟多巴胺同時增加 GABA 的活性。前三週，她覺得變得更焦慮，但接下來，她很明顯地感受到改善。不到半年，她的症狀幾乎完全消失，在請假近一年後她開始銷假上班。她的精神科醫師讓她停用 Tegretol 跟 Zoloft，而 Zyprexa 則是維持少量用藥。

思覺失調案例二：甲基化過高

羅伯，二十五歲，試過許多藥物跟諮商，但效果不佳，於是來尋求我們的幫忙。他過去在機場塔臺工作，一年前發病時開始聽到幻聽，人也變得焦慮。由於多疑，做事總是遮遮掩掩，他也擔心工作會不保，因為實際上他常無法確定到底是飛行員的聲音，或者是自己的幻聽。

　　他的家人沒有精神疾病問題。他對化學物質跟食物很敏感，小時候曾因過敏就醫接受治療。他在發病前人際關係活躍，但發病後漸漸變得社交疏離。他有很多甲基化偏高的表現，包括入睡困難、性慾低、坐立難安（感覺腳不動不行）及耳鳴。此外他的鬍子很多，體毛也是。羅伯的血液檢驗顯示他有甲基偏高的情形，血清組織胺低於 26 ng/ml。我們讓他服用葉酸、維生素 B_3、B_6、B_{12}、C 及 E，也額外為他補充鋅、錳、及鉻。隔年他回來做追蹤時已經沒有幻聽，他也覺得自己很健康，此後每年都會固定回來複檢。

甲基化偏低型的思覺失調

　　約百分之二十八的思覺失調病人有甲基／葉酸嚴重偏低的情況。這類型病人的主要症狀通常是嚴重妄想，偶爾也會有輕微的幻覺。血液檢查時會有組織胺超過 70 ng/ml、嗜鹼性白血球增加、及 SAMe/SAH 比例下降的情況。大多數的甲基化偏低患者在發病前都有良好成就跟精神狀態。患者對甲基化矯正療法的反應都很不錯。生化上，這群病人的血清素、多巴胺及正腎上腺素活性都偏低，原因可能是基因表現出現問題，使得這些神經介質的回收器製造過度。此外，穀氨酸在 NMDA 受器的活性也是偏低。典型的症狀包括妄想、強迫與固執行為、高內在焦慮度，以及容易僵直。

　　表 5-3，為甲基化偏低型的思覺失調之常見症狀表現及個人特質。有其中的百分之三十至五十就可能代表是甲基化偏低型。臨床上，常被診斷為情感性思覺失調跟妄想症。例如認為警察在跟蹤自己、家人是外星人，或者衛星發送射線到他們的腦中。大

多數這類型的病人都會有反覆的儀式化行為跟強迫傾向，他們或許外表看起來很淡定，但內在其實十分焦慮，因為他們對妄想十分堅信，且不會接受自己誤判的可能。以下為甲基化偏低型思覺失調的案例。

表 5-3：甲基化偏低型思覺失調的症狀表現

嚴重的妄想	強迫傾向
過去有完美主義的情況	唸書時主動求學
季節性吸入性過敏	偏食
性慾很高	被診斷為情感性思覺失調
被診斷為妄想症	服用苯二氮泮類安眠鎮靜劑（BZD）有不良反應
對抗組織胺反應良好	疼痛忍受度低
服用葉酸後症狀惡化	體育表現很好
體毛很少	鼻子跟耳朵比較大
自殺傾向	過去被診斷為強迫症或對立反抗症
有物質成癮	儀式化的行為
驚恐症（Phobia）[註16]	外表冷靜但內在焦慮
話少	經常頭痛
消化道潰瘍	家屬高成就
沒有病識感	常看起來好像在放空
不願配合治療	無法維持專注
相信有人在追蹤自己	社交疏離
企圖掩飾症狀	相信朋友或者家人是外星人
相信朋友或者家人是外星人	反覆回想（Rumination）[註17]，容易沉浸在過去中

思覺失調案例三：甲基化偏低

大衛是柏克萊大學優秀的博士班學生，在跟女友分手後開始表現異常。他不再去上課，同時開始懷疑俄羅斯情報探員企圖要殺他，朋友注意到他有時會面無表情地呆坐好幾個小時。他被診斷為情感性思覺失調，住院十幾天，期間服用 Zyprexa、Depakote、及 Zoloft。雖然症狀改善，但他無法讀書或工作，且體重增加二十多公斤，讓他幾乎足不出戶。

抽血檢查顯示他有甲基化偏低的情況，同時他過去有季節性過敏、完美主義、體育表現良好及體毛稀少等現象。他的組織胺濃度高達 170 ng/ml。我們給予他 SAMe、甲硫胺酸、鈣、鎂、鋅、絲氨酸及維生素 A、B_6、C、D 及 E。在治療的前六週，家人覺得沒有太大變化，而後慢慢開始有起色。營養治療一年後，大衛幾乎完全復原，他的精神科醫師把 Depakote 跟 Zoloft 停掉，然後減少 Zyprexa 的劑量。過去五年間，他從事電腦相關工作，現在也結婚有了自己的家庭。他目前仍持續服用補充品跟低劑量的 Zyprexa，並且沒有感受到任何副作用。

思覺失調案例四：甲基化偏低

喬治從中學輟學後，在密西根的一家汽車組裝廠找到工作。在二十一歲生日後，他的精神出現異常，並被解職。喬治被診斷為妄想型思覺失調，他的母親也有相同的診斷。雖然看過精神科醫師，但他拒絕接受治療。

在四次住院後，喬治同意接受抽血檢驗，他來給我們評估時，頭上戴著安全帽，脖子上則是纏繞著鐵鍊。喬治解釋，這麼做是為

了避免自己會漂浮到外太空去，他也深信他的父母不是原來的父母，而是外星人。他的檢驗報告顯示出甲基化嚴重偏低，並同時有花粉過敏、性慾旺盛、淚腺跟唾液分泌過多、體毛稀少、與煙癮很大的情形。他的血清組織胺及嗜鹼性白血球都偏高。我們給他甲硫胺酸、鈣、鎂、鋅、鉻，及維他命 A、B$_6$、C、D、E。此外他也服用肌醇來協助睡眠。儘管喬治沒有完全遵照指示服用補充品，但六個月後他還是有所進步。

再次返診時，他不再戴鐵鍊，也同意看精神科醫師並接受低劑量的藥物。在維持幾年的良好狀況後，他停止服用藥物跟補充品，而幾個月後，他便再度開始妄想。那一次之後，他就不再任意停止藥劑跟補充品，症狀也一直都控制得很好。

吡咯型思覺失調

這個分型是因為過多的氧化壓力，使得大腦功能出現異常。通常體內會產生過量的吡咯，同時造成鋅跟維生素 B$_6$ 缺乏。代謝障礙是因為骨髓跟脾臟（Spleen）【註18】內的生化反應異常，但其他氧化壓力來源也會造成這個問題。

大多數吡咯過高的人僅有輕微的症狀，通常不至於嚴重影響生活。約有百分之二十的思覺失調病人，有嚴重吡咯代謝異常，接受鋅及維生素 B$_6$ 的治療後，病人都會有很好的改善。氧化自由基損耗穀胱甘肽、金屬硫蛋白及其他保護性的蛋白質，使得 NMDA 受器上穀氨酸的活性被抑制。吡咯障礙型思覺失調的症狀如下：

· 明顯的情緒起伏
· 對光線、聲音敏感

- 挫折忍受力低
- 嚴重焦慮
- 幾乎不做夢
- 偏好辣的食物
- 異常的脂肪分佈

　　一個針對六十七名吡咯型思覺失調病人的研究發現，病人嚴重缺乏一種Omega-6脂肪酸，也就是花生四烯酸（Arachidonic acid），這或許可以解釋為何這類型病人會有皮膚乾燥，跟身體脂肪分佈異常的問題。許多病人在服用 Omega-6 脂肪酸補充品（例如月見草油）後感到進步。非吡咯型的思覺失調則通常有Omega-3 過低而 Omega-6 過度的情況。最近一項研究也發現，吡咯型病人有生物素缺乏的情形[27]。

　　吡咯型病人在孩童時期就有鋅跟 B6 缺乏的情形。生理上的特徵包含成長遲緩、傷口癒合慢、皮膚乾燥、指甲上有白點、較晚進入青春期、青春痘，以及不容易曬黑。大多數的吡咯型病人學業成績不好，是因為 B6 缺乏會導致短期記憶力不佳。而由於他們情緒起伏較大，常會被診斷為快速循環型躁鬱症，經常在一段很大的壓力後發病。此型的思覺失調合併有妄想跟幻覺。病人籠罩在焦慮感之中，他們往往不會試圖去隱藏自己的不安感，有時甚至會有衝動的行為。為了控制病人的脫序行徑，醫師往往必須使用高劑量的鎮定劑。吡咯型思覺失調的主要症狀如表 5-4。

表 5-4：吡咯型思覺失調症狀

壓力忍受度低	厲害的氧化壓力
尿液隱吡咯上升	短期記憶力差
畏光	對聲音敏感
晨起噁心	喜歡重口味的食物（辣、鹹）

早餐吃不下	脂肪分佈異常
皮膚十分乾燥	五官細緻
膚色淺、不容易曬黑	情緒起伏大
易怒、容易發脾氣	閱讀障礙
學習能力不佳	很厲害的內在焦慮
幾乎不做夢	常常感染
自體免疫疾病	很早就有白頭髮
指甲上有白點	月經不規則
成長遲緩	不長肉
眉毛稀少	呼吸有水果味、體味重
皮膚紋	脾臟部位疼痛
嚴重的憂鬱	嚴重的焦慮
異常懼怕搭飛機、天然災害	行為表現誇大（戲劇化）

以下是吡咯型思覺失調的病例說明：

思覺失調病例五：吡咯型

　　瑪麗在二十九歲時成功接掌家族事業。三年後，她因為母親發生車禍意外身亡而開始出現精神崩潰。儘管接受了不同的藥物治療，其情緒依然不穩定，有自殺傾向及歇斯底里的情形。她有許多吡咯代謝障礙的典型表現，例如晨起噁心、不喜歡日照、幾乎不做夢、容易曬傷、偏好辛辣的食物及月經不規則。她同時也有吡咯障礙典型的脂肪分佈，也就是脖子、手臂跟腳踝纖細，但身體跟大腿卻不成比例地有許多脂肪。

瑪麗的檢查報告僅顯示一項異常，即尿液吡咯超過 150mcg/ml，足足是正常值的十倍。我們給她高劑量的鋅、B$_6$ 及其他輔助的營養素。她反應良好，三十天後，家屬都認為有很明顯的進步。三個月後回診時，瑪麗幾乎已沒有任何症狀，且無服用任何藥物。她重新接掌家族事業，但期間因為停止服用補充品導致兩次復發。此後的六年間，瑪麗持續使用補充品，她的健康狀況良好，家族事業也蒸蒸日上。

過甲基化及銅過量

甲基化偏高型的思覺失調，常會因為銅活性過度而導致正甲基腎上腺素上升，造成病人嚴重焦慮、多疑、偏執及聽幻覺。

此外，銅上升往往會耗竭掉鋅，而鋅是維持 GABA 的重要因子，上升的正腎上腺素加上低 GABA，簡直就是製造焦慮的最佳組合。若女性病人有此情況，往往會精神崩潰，特別是在青春期發病的話。治療此失衡務必得慢慢來，因為移除銅的速度如果太快，可能反而會導致症狀惡化。

甲基化偏低及吡咯障礙

許多思覺失調病人很不幸地同時有甲基化偏低及吡咯障礙。

不同於單純吡咯障礙，這些病人通常在發病前有很好的學業成績或事業成就。發病後，許多人開始有嚴重情緒起伏、怪異妄想與突然的暴怒。治療順利的話，前面四到六個月行為會先穩定下來，之後妄想才開始慢慢消失。我們的研究顯示，如果先前接受過多年的抗精神病藥物治療，那麼營養治療的效果便會下降。

其他較少見的分型

先前我們介紹過，思覺失調百分之九十的主要生化障礙分型為甲基化過高、甲基化偏低、以及吡咯型。麩質過敏大約佔剩下來的百分之四。最後的百分之六則是一些相對罕見的生化障礙，包含甲狀腺功能低下、多渴症、同半胱氨酸尿症、藥物誘發精神病跟紫質症 [28-29]。

臨床上，我們會先決定個案是三個主要分型的那一個，同時評估有沒有麩質過敏或甲狀腺功能低下。假如以上情況都被排除，那麼就可能是剩下的罕見分型。

麩質過敏

許多思覺失調病人都可以追溯到發病前，就患有乳糜瀉症，而乳糜瀉症就是麩質過敏的表現之一。這個疾病不只小孩會有，也可能發生在年輕的成人身上，最常見是在二十到三十歲之間。

它的病理機制，是麩質在腸道分解不完整的情況下，會產生一種小蛋白質，叫做麩啡肽（Gluteomorphins）[註19]，這個小分子蛋白質可以直接穿過腦血障壁、進入大腦，造成大腦發炎跟神經介質受器功能障礙。早期症狀包含胃脹、一直排氣跟腹瀉。這個疾病的治療方法，就是嚴格地將飲食中的麥製品移除。只要病患家族中有人有麩質過敏、克隆氏症（Crohn's disease）[註20]、腸炎或其他吸收不良的疾病，醫師就應該提高警覺去排除麩質過敏的可能性。許多患有嚴重精神疾病的病人，只要遵循特殊飲食就有復原的機會。

甲狀腺功能低下

在費佛的治療經驗裡，大約兩百名病患中便有一名甲狀腺功能嚴重低下，只要服用甲狀腺素後，通常可以完全復原。但他發現，就算臨床使用的甲狀腺檢查正常，也不能保證個案沒有這個

問題，他認為只要有甲狀腺功能低下症狀，例如低體溫、四肢冰冷、皮膚乾燥、掉頭髮跟體力很差，就應該給予治療嘗試。【譯註6】

多渴症

水份攝取過多可以導致精神病症狀，並被診斷為思覺失調。我曾經遇過一個事業成功的生意人，他在五十七歲時被診斷有思覺失調，發病前他除了因為服用安眠藥後，一直有口乾跟口渴的情形外，一直都十分健康。但之後他的情況慢慢惡化，焦慮、憂鬱並且開始有聽幻覺及妄想的情況。住院期間他嘗試過十四種藥

【譯註】

【譯註6】臨床上常用 TSH 跟游離型 T4（四碘甲狀腺素）篩檢甲狀腺功能低下，這個檢驗其實過度粗略，許多明顯有相關症狀的人檢查常常是正常。我們現在瞭解到身體的 T4 在肝臟等週邊組織會被轉換為 T3（三碘甲狀腺素，真正可被細胞利用的甲狀腺素），而這個過程需要有礦物質硒的存在，所以表面上有足夠的 T4 其實無法代表身體能夠取得足夠的 T3，再則，當壓力存在的時候，腎上腺會分泌壓力荷爾蒙皮質醇（cortisol），而皮質醇會 T4 被轉向沒有效用的 reverse T3（rT3），因此表面上有足夠的 T3 也不見得代表身體細胞能有足夠的 T3（因為可能大部分都是 rT3），除了更完整的檢驗外，其實基礎體溫是一個很準的指標，當早上睡醒，還沒活動的情況下，如果連續五天體溫都低於 36.3，那就要合理懷疑有甲狀腺功能低下（女生要在黃體期外測量）。

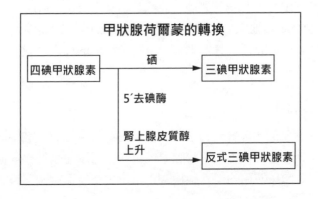

甲狀腺荷爾蒙的轉換

| 四碘甲狀腺素 | 硒 → | 三碘甲狀腺素 |

5′去碘酶

腎上腺皮質醇上升 → 反式三碘甲狀腺素

物。檢驗顯示他的血鈉跟血鉀非常低，尿液的比重也低得跟水差不多。原來他平均每天大概喝十五公升的水！治療方法很簡單，就是停止安眠藥跟限制水分攝取。不到六週，他的症狀就完全消失，也不需服用任何藥物。雖然他又再度開始失眠，但是服用補充品肌醇後就改善了。

同半胱氨酸尿症

這個罕見的代謝疾病，在臨床上的呈現可能跟思覺失調無法區分。此疾病的常見原因，是基因缺陷使得缺乏控制同半胱氨酸的一種酵素。大多數是胱硫醚貝他合成酵素（Cystathionine beta-synthase，CBS，負責將同半胱氨酸及絲胺酸轉換為胱硫醚）[註21] 或者甲基四氫葉酸還原酶（Methyenetrtrahydrofolate reductase，MTHFR，負責將同半胱氨酸轉換成甲硫氨酸）[註22]。

這些酵素如果出現障礙，將會導致甲基循環異常（請見附錄A）及穀胱甘肽或其他抗氧化物質製造量減少。此情形可以透過補充 B_6、B_{12} 輔以葉酸、絲胺酸及甜菜鹼來治療。這個生化型佔整個思覺失調的比例不到百分之零點一。早期的診斷十分重要，否則可能會有進行性的認知功能下降，及心血管疾病風險。

藥物誘發

有許多精神科用藥可能誘發思覺失調。因此需釐清是否在服用特定藥物後發病。我曾經遇到不知情而一直配合吃藥的病人，對這些病人而言，逐量減少用藥就可能讓他們完全復原。常常會有過度鎮定的病人，因為當初在服用藥物（治療或娛樂用藥物）後短暫出現的精神病症狀，而服用不必要的抗精神病劑。

非法的藥物，如古柯鹼、LSD（Lysergic acid diethylamide）[註23]、PCP 及安非他命，在敏感的人身上有可能會產生精神病症狀。某些情況下，持續使用藥物的唯一跡象就是思覺失調。大多數藥

物濫用者都會否認他們有用藥，以至於臨床醫師很難去察覺到這點。非法藥物的尿液檢測並不是很可靠，採用頭髮的放射免疫分析比較容易捕抓到個案用藥的情況。

大多數此類型病人如果在停止用藥後依然有症狀，往往代表他們有甲基化偏低的情況。【譯註 7】

紫質症

這是一種先天遺傳或後天發生的血基質代謝障礙[103]。典型的症狀包含腹痛、幻覺、憂鬱、偏執及焦慮。要診斷此病症很困難，因為其共有八種基因型態，且每一種的臨床表現都不盡相同。在我的經驗裡，糞紫質增多症（Coproporphyria）【註 24】是最常見的一種，也常被診斷為思覺失調。紫質的分子結構含有一個吡咯環，尿液吡咯跟毒性重金屬的上升，通常跟鋅及維生素 B_6 缺乏同時出現。即使這些化學失衡可以矯正，但是整體治療效果還是不盡如人意。我們仍需要更多的研究來了解紫質症的生化機轉。

――【譯註】――――――――――――――――――――――――――――

【譯註 7】因為安非他命的作用原理，就是使得囊泡裡的多巴胺跟正腎上腺素被瞬間大量釋放，而得到欣快跟亢奮的感覺，除了可能造成精神症狀外，過度刺激神經細胞還可能造成細胞死亡。這也是為何帕金森用藥（Levodopa）跟過動症用藥（Ritalin）都有可能出現類思覺失調的症狀（但機率很低），因為這些藥物的作用原理都涉及提升多巴胺的效用。這也讓我們去思考，嚴格來說藥物是對原本生理的一種阻斷式介入，就好像化學的勒沙特列原理，當我們擾動身體的平衡，身體的立即反應就是企圖去彌補這個擾動，以回到原來的平衡。用安眠藥來說明可能可以讓大家更明白，安眠藥的作用原理是讓 GABA 在 GABA 受器上的效果增強，為了彌補藥物的效應，神經細胞就會開始減少 GABA 受器的合成，如此一來，藥物的效果就會減弱，此時就要用更高劑量來達到一樣的效果，而更高劑量的藥物就引發受器的下一波減產，最後就是失效。並非說藥物完全不好，但藥物理論上應該是短期使用控制症狀，合併其他可自然恢復生理功能的做法才是長久之道。

思覺失調的威爾許理論

現行理論的最大缺失，就是忽略了思覺失調其實是一個廣義的診斷名詞，它包含了許多疾病，且各自有其獨特的症狀呈現。這些不同的疾病不太可能是來自單一的病因，或都是有同一個神經傳導路徑障礙，因此，也更不可能有統一有效的治療方法。我相信合理的理論架構，應該包含如下：

· 對不同疾病表現型，有不同的致病解釋
· 能解釋青少年晚期及成年初期的突然發病
· 可以解釋為何發病後會有終生的症狀
· 能解釋為何雖然有遺傳性，卻又與古典遺傳率不符

治療過三千多個思覺失調病人後，我發現大多數的病人都有兩個特徵：（1）外基因障礙使得基因表現異常；（2）處理氧化壓力能力的下降。基於以上的發現，我認為思覺失調的病因如下：

論點 1：胎兒編程錯誤，造成終身性的氧化壓力處理能力低下，而這增加思覺失調發病的機率。造成編程錯誤的可能性很多，例如：子宮裡的甲基化環境異常、環境毒素的暴露、基因、化學藥物副作用。

論點 2：發病時，由於巨大的氧化壓力，DNA 跟組蛋白上調控基因表現的標記被改變了。癌症研究發現，氧化壓力的累積會改變基因標記，使得基因無法恢復運作。思覺失調發作就是氧化壓力超過染色質能承受的上限。

論點 3：在初發病後，由於外基因調控的異常，而使得病症慢性化。發作後，儘管積極的治療，思覺失調往往依然會帶來終生的精神症狀。病症之所以持續，是因為 DNA 跟組蛋白上調控基因表現的相關標記出現錯誤，這個錯誤標記會隨著細胞分裂被複製而留存下來，所以疾病不會自己消失。

論點 4：甲基化過高、甲基化偏低跟氧化壓力，各自造成思覺失調的三個主要表現型：

· 甲基化過高：約百分之四十二的思覺失調病人有嚴重的甲基化過高及氧化壓力上升情形。他們發病前多有重大的生理或心理壓力，使得體內氧化壓力大幅增加，進而改變基因標記。此型的思覺失調主要表現，是以知覺障礙，以聽、觸、視幻覺為主。此分型多半有多巴胺、正腎上腺活性增加，及 NMDA 活性下降的情況。在精神科診斷暨統計手冊第四版（DSM-IV TR）【註 25】的診斷準則下，被歸類為偏執性思覺失調。

· 甲基化偏低：大約百分之二十八的思覺失調患者有甲基化偏低及抗氧壓力能力低下的情況，往往是在嚴重的生理或情緒壓力下發病，同時基因標記亦受到改變。此型的思覺失調比較偏向思考障礙、妄想及僵直傾向，並與血清素、多巴胺及 NMDA 活性下降有關。在精神科診斷準則下，被歸類為情感性思覺失調或妄想症。

· 氧化壓力過荷：第三常見的思覺失調分型，病患在出生前就有氧化壓力處理能力的問題。在過去，因為病人尿液及血液中會有過多的吡咯，所以這個分型一度被稱為吡咯代謝障礙。此分型的病患多半是在極端的生理或情緒壓力下發病，並造成此後基因運作的改變。病患往往會出現非常嚴重的焦慮與情緒起伏，並會有幻聽與妄想。大腦的生化障礙有穀氨酸在 NMDA 受器活性下降與極低的 GABA 活性。

論點 5：因為思覺失調是外基因調控的異常，不是基因本身出問題，所以並不遵循古典基因障礙的遺傳律。思覺失調有很高的遺傳性，但同時又不完全遵守遺傳學上的孟德爾律，例如同卵雙生的一人生病，另一個並不見得會發病。

　　此外，科學家們拼命想找出思覺失調致病的基因，但始終所獲有限。表觀基因可以解釋思覺失調的遺傳特性：環境傷害使得基因標記出現問題，而環境本身有很大的變異性；思覺失調的可遺傳性是來自跨世代表觀基因遺傳，使得出問題的基因標記從父母遺傳到後代。

約翰・奈許
John Forbes Nash・Jr
1928 ─ 2015

名人小故事

> 只有一個東西能夠勝過腦袋的力量，那就是內心的勇氣。
> The only thing greater than the power of the mind is the courage of the heart.

奈許是美國數學家，因為發明「賽局理論」而得到諾貝爾經濟學獎。奈許在一九五九年，也就是他三十歲時發病，主要的症狀為幻聽，以及妄想有共產黨在他身邊密謀不軌。當時並沒有抗精神病劑，因此奈許早期接受的治療，都是危險性相對較高的胰島素休克療法，效果並不好，他也因此反覆住院多次。

二〇〇一年的電影《美麗心靈》（A Beautiful Mind），講的就是奈許的故事。但電影中有不少情節與事實有所出入，例如奈許並沒有視幻覺，而是典型、最常見的聽幻覺；電影中奈許夫妻鶼鰈情深，但他太太其實因其病情備受煎熬而與他離婚；而他最主要的學術成就都在發病前完成，即使病情較穩定後回到普林斯頓高等研究院，能力也已經大不如前；更不幸的是，他唯一的兒子後來也罹患思覺失調。

然而電影裡真正的最大錯誤，是關於服用藥物的描寫。其中幾個場景，暗示奈許在偷偷藏藥及拒藥後症狀惡化，而在固定服藥後則症狀穩定，但實際上，奈許在一九七〇年後就完全不再服用精神科藥物，並在沒有服用藥物的情況下逐漸穩定下來。

也許是劇組擔心病人在看了電影後，會自行停藥而做出的「善意」改編，但這說明了「生病就是要吃藥」這個概念的根深蒂固，而包含營養治療等非藥物療法，或許仍有好一段路要走。

蘇醫師
閱讀室

/ 註 1/
驅魔（Exorcism）：中古世紀開始盛行的一種儀式，被認為可以驅趕附在人、東西跟地方上的惡魔或邪靈。

/ 註 2/
顱穿孔（Trepanation）：一種療法，在頭顱骨打出一個洞，在中古世紀被認為可以將邪靈釋放出來以治療精神疾病。

/ 註 3/
早發性癡呆症（Dementia praecox）：現已不再使用的一個診斷名稱，最早在十九世紀開始使用，用以描述一群病人在青少年晚期開始發病，主要症狀為認知功能的快速退化。

/ 註 4/
非典型抗精神病劑（Atypical antipsychotic medications）：用來治療思覺失調、躁症、雙極性疾患的藥物，主要機轉是阻斷大腦中的多巴胺受器。

/ 註 5/
大腦皮質（Cortex）：大腦最主要的部分，與人類的高等功能如思考與行為決策有關，大腦皮質主要分四個區域：額葉、頂葉、枕葉跟顳葉。

/ 註 6/
安非他命（Amphetamine）：中樞神經興奮劑，有提神、增加專注度、使人不感疲累及胃口減少的效果，主要的作用原理，是增加神經突觸的多巴胺及真腎上腺素釋放，處方藥物中作用機轉與安非他命相似的有Ritalin（利他能）跟Adderall。

/ 註 7/
思覺失調的正性症狀（Positive symptoms of schizophrenia）：指幻覺、多疑、妄想、焦慮、憂鬱等一般人沒有，但在思覺失調病人身上可見的症狀。相對而言，負性症狀如無動機、提不起勁、社交畏縮及認知功能障礙，則是一般人具備，但發病後失去的功能。

/ 註 8/
思覺失調的負性症狀（Negative symptoms of schizophrenia）：思覺失調常伴有功能喪失，包含失去動機、提不起勁、社交退縮及認知功能受損，這些發病前擁有的東西卻消失了（所以叫負性）；相對而言，發病前沒有的卻跑出來，就叫正性症狀，例如幻聽、妄想、偏執、焦慮等等。

/ 註 9/

天使塵（Phenocyclidine，PCP）：毒品的一種，主要會產生幻覺，具神經毒性。

/ 註 10/

肌胺酸（Sarcosine）：一種胺基酸的衍化物（N-methylglycine），可以增加 NMDA 收器的穀氨酸活性以減輕部分思覺失調的症狀。

/ 註 11/

多巴胺回收器（Dopamine active transporter, DAT）：一個位於細胞膜上的蛋白質，將被釋放到神經突觸的多巴胺回收回細胞質內，以供下次使用。

/ 註 12/

妄想症（Delusional disorder）：精神科疾病，主要為非怪異的妄想，並且沒有其他如幻聽之類的精神病症狀。病人多半深信一些顯然不存在的事情，但這些事情又非怪異到全然不可能發生，例如被調查局跟蹤。

/ 註 13/

耳鳴（Tinnitus）：在沒有外在聲源的情況下，卻感知到一種類似單一頻率的聲音在耳朵裡。

/ 註 14/

多毛症（Hirsutism）：身體或臉部異常的毛髮增生。

/ 註 15/

濕疹（Eczema）：慢性皮膚疹，伴有脫屑跟紅癢。

/ 註 16/

驚恐症（Phobia）：對一個物件或事件，過度且不合理地懼怕。

/ 註 17/

反覆回想（Rumination）：過度將心思跟注意力集中在過去的事件，是憂鬱症常見的症狀之一。

/ 註 18/

脾臟（Spleen）：人體的器官之一，主要製造破壞老舊紅血球的淋巴球，同時儲藏部分血液，跟輔助免疫功能。

/ 註 19/

麩啡肽（Gluteomorphins）：未完整消化的麩質的蛋白質碎片，被認為有類似嗎啡的作用。

/ 註 20/

克隆氏症（Crohn's disease）：一種腸道發炎的疾病，通常發生在大腸跟小腸，但是從嘴巴到肛門都可能受到影響。

/ 註 21/

胱硫醚貝他合成酵素（Cystathionine beta-synthase, CBS）：將同半胱氨酸轉成胱硫醚的酵素，缺乏的話會造成同半胱氨酸堆積。

/ 註 22/

甲基四氫葉酸還原酶（Methyenetrtrahydrofolate reductase, MTHFR）：蛋白質處理及調控甲基含量的一個重要酵素。

/ 註 23/

LSD（Lysergic acid diethylamide）：麥角靈類，一種幻覺劑，可以改變大腦思考、時間感或知覺。

/ 註 24/

糞紫質增多症（Coproporphyria）：肝紫質症的一種，病因為糞卟啉原氧化酶缺乏。

/ 註 25/

診斷暨統計手冊第四版（DSM-IV TR）：全名是 The Diagnostic and Statistical Manual of Mental Disorder, Fourth Edition, Text Revision。這是美國精神科醫學會所出版，收錄精神疾病診斷準則與相關統計。

營力
養的 量

chapter
06

憂鬱

儘管科學的進展告訴我們，憂鬱症其實是許多成因不同，但具有類似表現的不同疾病，然而，主流醫學依然把憂鬱症視為一種單一疾病，所以臨床上一旦診斷為憂鬱症，理所當然就會開立 SSRI 這類提升血清素活性的抗憂鬱劑。SSRI 確實可以幫助甲基化偏低跟吡咯代謝障礙型的憂鬱症病人，但對其它分型的病人卻沒有好處，甚至會對葉酸缺乏型的病人造成傷害。

> 許多甲基化偏低的憂鬱患者會具有兩項特質，使得他
> 們難以治療。首先，他們內在有抗拒治療的傾向。例
> 如，就算頭痛得再厲害也不願意吃止痛藥，即便他們
> 內心清楚藥物其實是有幫助的。再來，他們否認自己
> 有憂鬱的問題，即使憂鬱已經給他們的生活帶來很大
> 的問題也一樣。

導言

憂鬱症是最常見的精神疾病，每年在健康照護上增加數十億
美元的成本。憂鬱症足以影響每一個人，不分國籍、貧富。在美
國，約有六分之一的人口受憂鬱所苦，但其中只有一半的患者會
尋求醫療協助。

憂鬱症的典型表現包括：長期的悲傷感、無用或罪惡感、
社交退縮、激動、難以專注及睡眠障礙。但實際上不光是憂鬱
症，輕鬱症（Dysthymia）[註1]、躁鬱症、循環型雙極性患疾
（Cyclothymic disorder）[註2]、物質誘發情緒障礙、季節型
情緒障礙（Seasonal affective disorder，SAD）[註3]及產後
憂鬱，也都會有憂鬱的表現。憂鬱讓人失去生活品質，在美國，
約百分之六十的自殺行為與憂鬱有關。

憂鬱的歷史

最早記載憂鬱相關記錄的文獻，可以追溯到西元前一五
〇〇年的印度教聖書吠陀經，裡頭強調避免心靈苦痛。舊約聖經
也描述了索羅王的憂鬱跟最後自殺的故事。古文明相信，著魔是
憂鬱的原因，當時的處理方法是在頭顱骨上打洞，讓惡靈被釋放
出來。西元前四四〇年，希臘人希波克拉底斯駁斥這個看法，他

認為憂鬱有其自然的成因，例如他相信憂鬱是因為體內黑膽汁流動到大腦的結果。英文的抑鬱（Melancholia）【註4】其實源自希臘文，原意就是黑色的膽汁。在這之後，哲學家柏拉圖把想法轉回神祕說，認為憂鬱受不可知力量的影響，但亞里斯多德不甚贊同。羅馬哲學家西塞羅（Cicero）認為憂鬱源自生命經驗，並且提出等同今日心理諮商的相似治療。

接下來的一千七百年間，關於憂鬱本質的了解及治療，幾乎毫無進展。一直到十九世紀，憂鬱症才被視為是一個需要治療的疾病，醫學及科學社群開始積極尋找治療的方法。憂鬱（depression）這個字，源自拉丁文 deprimere，意指往下壓，漸漸地跟抑鬱（melancholia）變成等義詞。在二十世紀初期，主流的看法認為，憂鬱是來自缺陷或創傷的生命經驗。邁爾、佛洛伊德、阿德勒、榮格等人發展談話及諮商技巧，目標就在於找出造成憂鬱的生命情境或事件，並治療該情境。

二十世紀中期，部分學者開始提出，憂鬱的成因可能是大腦的生化失衡，因為當時觀察到一些影響大腦神經介質的藥物，如 Reserpine 及 Isoniazid，都會造成憂鬱的表現[104]。此發現催生了生物精神醫學，並對憂鬱症的治療產生革命性的影響[105]。不消幾年，精神醫學界就普遍接受憂鬱症的單胺理論（Monoamine theory）【註5】[106]。根據此理論，憂鬱乃是因為大腦神經突觸的血清素及正腎上腺素活性下降的結果。

一九七五年後，便有很大一部分的精神醫學研究經費，投注在發展出改善神經介質活性的藥物上。三環抗憂鬱劑及單胺氧化酵素抑制劑，在一九八〇年代被廣泛使用來治療憂鬱，並在一九八七年後被血清素回收阻斷劑（SSRI）逐漸取代。百憂解、克憂果、樂復得及其他 SSRI 減緩了數百萬憂鬱患者的症狀，但是令人不適的副作用也一直困擾著病人與醫師。

在第四章中，我們已經討論過 SSRI 常見的副作用，例如性慾下降、自殺意念增加、激動、焦慮、失眠及體重改變 [107]。同樣的藥物，有人服用後既可以改善症狀又沒有明顯的副作用，但也有人吃了後狀況更糟，這些病患中，有一部分可以在換藥後找到合適的藥物。目前製藥界也仍持續挹注大量資金來發展更好的抗憂鬱劑。

憂鬱症的生化分型

一九七八年，受到費佛對思覺失調進行生化分類的啟發，我開始收集憂鬱症患者的生化檢驗數據。二十多年後，資料庫累積了來自兩千八百名憂鬱症患者，超過三十萬筆的血液及尿液的生化分析。分析這個資料庫後，我們發現憂鬱症患者的生化檢驗結果與一般人有所不同。我們也同時記錄了病人的症狀呈現、個人特質、過去病史、過敏史及對藥物治療的反應。接著，我便逐漸把憂鬱症病患分為五個主要的生化分型，如圖 6-1。

圖 6-1：憂鬱症的生化分型

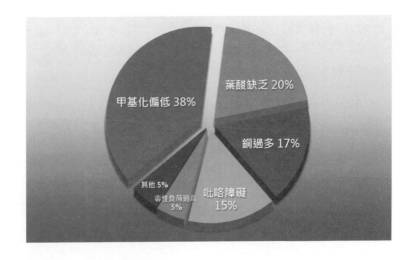

　　不同的生化分型有其各自獨特的症狀呈現、個人特質及生理特徵。基於生化分型、症狀表現及對化學藥物的反應，我們也可以推估神經介質的障礙為何，如表 6-1。

　　大多數甲基化偏低型的憂鬱，會有典型血清素低下的表現，通常在服用血清素提升的藥物（如 SSRI）後會感覺情緒改善。相對地，葉酸缺乏型，則會有血清素跟多巴胺活性上升的情況，服用 SSRI 往往會不舒服。高血清銅的憂鬱症病人，傾向有多巴胺活性下降與正腎上腺素活性上升的情況。

　　而吡咯型病人則會有血清素跟 GABA 的雙重缺陷，這兩者是中樞神經系統重要的抑制性神經介質，讓人冷靜與放鬆。重金屬持續累積，會傷害大腦的血腦障蔽，讓大腦中關鍵的抗氧化蛋白質失去效用、神經髓鞘受損，並且改變部分神經介質的活性。

表 6-1：憂鬱症的生化分型及神經介質異常

生化分型	神經介質活性
甲基化偏低	血清素下降，多巴胺下降
葉酸缺乏	血清素上升，多巴胺上升
銅過度	正甲基腎上腺素上升
吡咯障礙	血清素下降，GABA 下降

　　針對不同生化障礙，有不同的營養治療策略，目標都在於，讓體內關鍵的化學分子代謝順利，使神經介質的合成，跟在突觸的活性正常化。許多常見的精神疾病涉及遺傳性的礦物質、維生素、胺基酸失衡，使得神經介質在腦中的活性不正常。個別化營養治療可以很有效地矯正這些化學失衡，幫助憂鬱的病人。

甲基化低下型憂鬱症

我的資料庫中，大約有百分之三十八的憂鬱症患者，其主要生化障礙是甲基化偏低。這些病患似乎對腦中的甲基／葉酸比有很高的敏感度。補充 S- 腺苷基甲硫氨酸、甲硫氨酸或任何增加甲基的補充品，都可以改善病症，但是若服用同樣會增加血中甲基的葉酸，卻會有不良反應。

我們在第四章也曾討論過，甲基跟葉酸對神經介質回收器的外基因調控，具有相反的效應，因此對血清素、多巴胺及正甲基腎上腺素在突觸的活性，也有相反的作用。當甲基／葉酸比下降，腦中血清素、多巴胺及正甲基腎上腺素在突觸的活性就會低下。大多數甲基化偏低的憂鬱症病人，都具有低血清素的典型症狀，並且對 SSRI 等提升血清素活性的藥物有不錯的反應，如表 6-2。

甲基化偏低的診斷，需要血液、尿液的生化檢驗，再綜合對症狀的呈現跟個人特質的評估。其重要指標包含血液組織胺超過 70 ng/ml 及下降的 SAMe/SAH 比值，症狀上則包含：強迫傾向、季節型過敏及完美主義的個人特質。對低血清素的憂鬱症病人進行甲基化療法，需要限制葉酸的攝取，因為葉酸會增加血清素回收器的表現，使得血清素活性下降。對此類型病人而言，直接增加甲基供給的補充品會有很好的效果，例如 S- 腺苷基甲硫氨酸或甲硫氨酸。

而葉酸、膽鹼、二甲氨基乙醇（DMAE）及泛酸都必須避免攝入，因為他們都會增加染色質的乙醯基化，使得血清素回收器的製造增加。有很高比例的病患同時有鈣、維生素 D、鎂偏低的情況，合併補充會有更好的效果。此外，可能提升血清素合成的補充品，例如色胺酸、維生素 B_6 跟 5- 羥基色胺酸也會有幫助，維生素 A、C、E 也都可以提升上面療法的效果。

表 6-2：甲基化偏低的症狀呈現及個人特質

對 SSRI 有良好反應	對 S- 腺苷基甲硫氨酸及甲硫氨酸有良好的反應
對葉酸有不良反應	高內在焦慮度
強迫的傾向	完美主義
高主動性（自我鞭策）	季節型吸入性過敏
對抗組織胺反應良好	高性慾
低疼痛忍受度	腺體分泌旺盛（淚液、唾液多）
意志堅強（頑固）	運動能力優秀
自殺傾向	物質成癮
少體毛	外表淡定
否認憂鬱	常頭痛
家屬高成就	低治療順從度
常沉浸在過去	小時不容易管教（對立反抗）

　　多數甲基化偏低的憂鬱症病人血清同半胱氨酸（Homocysteine）【註6】**會偏低**，但也有人是偏高。同半胱氨酸是一個心血管疾病的風險因子。因為甲基化治療會使其上升，所以，一些高風險的病人在使用 S- 腺苷基甲硫氨酸或甲硫氨酸前，必須先矯正同半胱氨酸濃度。

　　大多數情況下，使用絲氨酸跟維生素 B_6 數週，就可以將同半胱氨酸降至安全範圍。治療過數百名憂鬱症患者的經驗告訴我們，補充葉酸、膽鹼、錳、銅及二甲氨基乙醇往往會惡化症狀，我們建議應該避免補充這些營養素。

憂鬱症案例一：甲基化偏低

　　查爾斯，今年五十二歲，在鋼鐵業擔任經理，同時是六個小孩的爸。儘管事業成功，但他已經憂鬱長達十五年，且一直有自殺的念頭。他表示，憂鬱雖不至於影響他的工作表現，但卻給他的第二段婚姻帶來不少問題。

　　查爾斯描述自己是一個高自我要求的完美主義者，喜歡競爭性的運動。他有一些甲基化低下的表現，如花粉熱、高性慾、高內在焦慮、經常頭痛及體毛稀少。查爾斯嘗試服用過百憂解、克憂果、樂復得等抗憂鬱劑，雖然效果不錯，但是性慾喪失、噁心及頭痛加劇的副作用，往往讓他卻步而停止服藥。他的檢驗數據顯示出非常高的血清組織胺（142 ng/ml）、微微上升的尿液吡咯及偏低的同半胱氨酸。據此，我們給他 SAMe、甲硫胺酸、鋅、絲氨酸、鈣、鎂及維生素 A、B_6、C、D、E。前兩個月，查爾斯抱怨治療沒有太大感覺，但在第三個月後開始有起色。

　　一年後，當他回來複檢時，他說在最近幾個月他的憂鬱幾乎完全消失，但是對於一天要吃這麼多補充品感到困難，於是我們將他所需要的不同補充品打錠，減少需要吞服的量。自此之後，查爾斯的憂鬱都未曾復發。

憂鬱症案例二：甲基化偏低

　　茱莉，四十二歲，在經歷三段失敗的婚姻後，目前跟她的四個小孩及新男友住在威斯康辛。

　　她在十六歲時被診斷有對立反抗症，十九歲第一次結婚後，她開始有斷斷續續的憂鬱傾向。讀高中前，她的成績一直非常不錯，

但是高中後開始談戀愛，就難以維持學業了。大一時，她為了與一個比自己年長不少的男人結婚，從大學輟學。自此，她開始有一陣陣的慢性憂鬱，特別是在晚春跟初秋時節。她從事過美髮業、服務員，現在則是百貨公司的櫃員。她有不少甲基化偏低的表現，例如購物衝動、菸癮、對草藥過敏，同時對抗組織胺反應良好。茉莉吃過三種抗憂鬱劑，但覺得都沒有效。檢驗後發現她的血液抗組織胺上升，為 82 ng/ml。

茉莉經濟能力有限，無法負擔 SAMe 這個相對比較昂貴的補充品。我們給她高劑量的甲硫胺酸、鈣、鎂、鋅、維生素 B_6、C、D、E 及鉻。她在半年後復診時已不再憂鬱，但仍有過敏跟衝動購物的問題。她對治療感到滿意，並說她的男友覺得她現在彷彿變了一個人，已決定要跟她結婚。

不少甲基化低下憂鬱症患者，同時會具有程度不一的吡咯代謝障礙。許多合併這兩個生化障礙的患者，都有很高的個人或事業成就，但同時私底下卻有很強烈的內在焦慮、不大會壓力調適，並且常感到憂鬱。因為甲基化偏低跟吡咯障礙都會造成血清素活性低下，這些人的憂鬱往往比較嚴重。我們的資料顯示，他們比單純只是甲基化偏低或者吡咯障礙的人，更容易有自殺的念頭。

許多甲基化偏低的憂鬱患者具有兩項特質，使得他們難以治療。首先，他們內在有抗拒治療的傾向，例如就算頭痛得再厲害也不願意吃止痛藥，即便他們內心清楚藥物其實是有幫助的。再來，他們否認自己有憂鬱的問題，即使憂鬱已經給他們的生活帶來很大的問題也一樣。

曾經有一位馬里蘭州退休法官，在他太太的要求下，前來讓我評估，她十分擔心他憂鬱的情況。但我私底下與他討論時，

他卻大笑並且堅定地說：「我這輩子從來沒有憂鬱過！」他同意
做檢驗，只是為了讓他太太放心。兩週後，還來不及開始營養治
療前，他自殺了。研究顯示，在美國有一半的憂鬱患者從未尋求
協助。我相信這些人有很高的比例都是甲基化偏低。

葉酸缺乏型憂鬱

在我的資料庫裡，兩千八百名憂鬱症患者中，約有百分之
二十主要的營養失衡是葉酸缺乏。一般來說，他們有獨特的症狀
表現跟個人特質，使得他們與其他憂鬱症的生化分型有所區分。

大多數除了憂鬱還有焦慮的情況外，約有百分之二十的患
者有恐慌症或焦慮症。這些病患幾乎全部都表示，服用 SSRI 跟
抗組織胺讓他們感到不舒服，而很大一部分的病患，都是比較不
好競爭的個性，他們容易對化學物質或食物敏感，但同時卻沒有
花粉熱或季節型過敏的問題。儘管受憂鬱症所苦，他們多半都大
方而有愛心，會擔任志工，是那種你會覺得是好鄰居的人。他們
有過動症或注意力缺失、學業成績不佳的比例，是甲基化偏低的
人的三倍。表 6-3 是低葉酸型憂鬱的症狀呈現與個人特質。

低葉酸型憂鬱的檢驗結果，包含血中組織胺低於 40 ng/
ml，SAMe/SAH 比例上升，低血清葉酸及絕對嗜鹼性白血球計數
低於百分之三十。表 6-3 的症狀可以協助判別是否為此分型，如
果有表中的百分之四十那就有可能是。此型憂鬱症的治療重點，
在於恢復身體葉酸的儲存量，以及增加染色質的乙醯基化。常見
的處方如下：

‧葉酸或亞葉酸（folinic acid）。
‧維生素 B_{12}。
‧菸鹼醯酸、膽鹼、二甲氨基乙醇及錳（減少多巴胺活性）。
‧鋅、活性 B_6、B_6（以上傾向增加 GABA 製造與活性）。
‧輔助營養素，包含維生素 C 及 E。

表 6-3：低葉酸型憂鬱的症狀與特質

對葉酸補充反應良好	高焦慮跟恐慌傾向
對 SSRI 有不良反應	對 BZD 類鎮定劑反應良好
對食物及化學物質敏感	沒有季節型過敏
眼乾口乾	低性慾
藝術天分	多毛（男性）
喜歡抖腳、踱步（感覺不動不舒服）	睡眠障礙
運動不在行	學業成績相對普通或低下
整體而言很活躍	高疼痛耐受度
上半身、頭、頸疼痛	對 SAMe 及甲硫胺酸反應不佳
對雌激素補充無法耐受	對銅補充無法耐受

　　同時，需避免補充色胺酸、5- 羥基色胺酸、苯丙氨酸、酪氨酸、銅及肌醇。一般來說，葉酸的劑量每天需達兩毫克以上，以達到治療效果，而由於亞葉酸穿透血腦障蔽的效率較好，因此需要的劑量就會比較低。

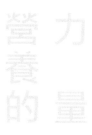

憂鬱案例三：低葉酸型

瑪麗蓮，三十六歲，未婚。她第一次到診所就診時戴著口罩，她表示她很容易過敏，特別是對室內的化學物質。根據她本人所述，雖然她智商測驗高達一百三十二，也想要考好成績，但是小學到高中的學業表現都不太好。在小學四年級時，她被診斷出有注意力缺失，並開始服用利他能，直到國中二年級才停藥。她說利他能可以讓她比較專注，但是胃口減少使得她體重大幅下降。

瑪麗蓮在二十歲左右開始有憂鬱的情形發生，她接受了六個月的諮詢，但覺得效果不大。接著她開始服用樂復得，但兩週後她覺得憂鬱惡化，而且還開始有恐慌發作。她的醫師幫她換其他 SSRI，但一樣效果不佳。倒是服用利福全（一種苯二氮平類鎮定劑）後，覺得恐慌跟焦慮改善很多，之後就一直持續服用。她有葉酸低下型憂鬱的表現，例如對化學物質敏感、注意力不集中、乾眼、低性慾、慢性頸痛。她曾有一次服用抗組織胺後，感覺緊繃跟焦躁。

瑪麗蓮的組織胺濃度為 16 ng/ml，她開始服用高劑量的葉酸、維生素 B_{12} 及菸鹼醯酸，搭配鋅、二甲胺基乙醇、錳、鉻與維生素 B_6、C、E。在治療初期，她不敢停用利福全，在治療前兩週時她甚至抱怨焦慮變得更嚴重了，但是第四個月復診時，她表示有明顯的進步，憂鬱跟焦慮的情況減少很多，但是對化學物質敏感的情形還是一樣。此後我們根據檢測結果，將她的補充品再做一次微調，並建議她之後每年回診追蹤一次。

後面幾年復診時，瑪麗蓮覺得整體健康都有所改善，包括對化學物質敏感的狀況，實際上她也不再需要戴口罩了。她花了幾個月的時間慢慢停用利福全。第六年時，她說她有將近百分之百的進步。

憂鬱案例四：低葉酸型

卡爾，二十八歲，住在明尼蘇達郊區，他經營家族的化工事業，做的有聲有色。他在高中時是美式足球隊員，但除此之外表現平平。據他所述，他的婚姻幸福，兩個小孩也都很可愛。卡爾說，他青少年時就會有一陣陣的憂鬱，但都不會持續太久。可是到了二十五歲時，他開始有嚴重的焦慮、憂鬱跟睡眠障礙。他在教會接受諮詢一年多，但是沒有改善。

百憂解雖然會減緩憂鬱感，但是噁心跟頭痛讓他無法持續服藥，其他的抗憂鬱劑也都讓他感到更加焦慮跟憂鬱。卡爾的葉酸低下表現包含了低性慾、乾眼（這使得戴隱形眼鏡有困難）、擅長水彩畫、體毛茂密。抽血檢驗後，我們發現卡爾的血液組織胺濃度 31 ng/ml，之後讓他接受高劑量的葉酸、B_{12} 及菸鹼酸治療。此外，他也合併服用鋅、錳、GABA、鎂、二甲氨基乙醇與維生素 B_6、C、E。卡爾持續營養治療已經好些年，並且表示他的狀況都很好。

SSRI 幫助了不少病人減緩症狀，但是對一部分的人來說，服用此藥反而會使症狀惡化，甚至變得焦躁。低葉酸型憂鬱特別會對 SSRI 敏感，原因應該是他們本身內在的血清素活性就已經不低了，再加上藥物，導致血清素活性過高。

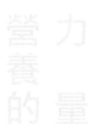

憂鬱案例五：低葉酸型

科羅拉多的一個中年人，因為自殺意念被轉介到我們診所，我們幫他進行檢驗的同時，也建議他回到科羅拉多後應該要去看精神科醫師。

他的太太表示，他回到家後，醫師處方給他每天二十毫克的百憂解，但是一週內症狀明顯惡化，回診時，醫師評估治療反應不佳，於是把百憂解劑量增加為兩倍。我們在他自殺過世後六天才接到了他的檢驗報告，組織胺為 24 ng/ml，是葉酸偏低型，對 SSRI 會有不良反應[108]。

哥倫拜高中跟維吉尼亞理工學院槍殺案的主嫌，都在行兇前沒多久開始服用 SSRI[109]。FDA 因此開始要求在 SSRI 的處方簽上加註警語「抗憂鬱劑可能造成自殺念頭跟行為」。似乎低葉酸型病人特別容易受此影響。我認為，精神科醫師在開立 SSRI 前都應做血液檢驗，以避免低葉酸型的病人服用到 SSRI。

高血清銅型憂鬱

憂鬱症病患中，大約有百分之十七的主要生化失衡是血清銅過多。此分型絕大多數是出現在女性上（百分之九十六），並多半在荷爾蒙劇烈變化的時期發病，例如初經、懷孕以及停經時。除了情緒低落外，還有焦慮、睡眠障礙、荷爾蒙失衡、童年時期過動、皮膚對金屬及粗糙纖維過敏、耳鳴等症狀，此外病人補充雌激素（Estrogen）[註7]或吃貝殼類海鮮、巧克力時會有不適。

健康的人血液跟大腦裡的銅離子濃度，皆被金屬硫蛋白跟攜銅蛋白精密地控制著[32]。在第三章中（見圖 3-1），我們討論到銅對大腦功能十分的重要，因為銅會影響多巴胺跟正甲基腎上

腺素在腦中的濃度。多巴胺有時被稱為「快樂分子」，可以對抗憂鬱。正腎上腺素上升跟焦慮、恐慌、失眠、偏執有關，嚴害時甚至會造成精神病（妄想、幻聽）。銅過度型憂鬱的病人多半表示，提升血清素的藥物可以提升情緒，使他們不那麼憂鬱，但是卻會讓人更焦慮。苯二氮平類鎮定劑，例如利福全跟贊安諾，可以有效減少焦慮，但是對憂鬱沒有幫助。銅過度型病人多半無法耐受避孕藥或荷爾蒙補充，因為這些都會增加血液的銅濃度。

對此類型的病患來說，最好的治療就是直接降低體內的銅含量，採用營養治療的方式多可以在六十天內達成。人體內會透過金屬硫蛋白將銅補捉到肝臟，然後代謝到膽汁裡，再經由糞便排出。負責製造金屬硫蛋白的基因受鋅的調控，而鋅在銅過度的病患身上多半被損耗得十分嚴害。

因此，營養治療的策略就是給予鋅、錳、穀胱甘肽與維生素 B_6、C、E，以及其他可以提升金屬硫蛋白製造的營養素。此療法必須慢慢來，以避免突然有大量的銅從身體其他部位轉移到血液中，這樣的話反而會造成症狀惡化。在治療的前二至三個月，應該持續使用藥物，不要突然中止，而到最後，有超過百分之八十五的銅過度型憂鬱症病人可以完全擺脫精神科藥物。

另一個替代方法是使用銅螯合劑 TTM（tetrathiomolybdate），布魯爾（Brewer）等人對此方法在威爾森症（Wilson's disease）【註8】及腫瘤的應用有很深的研究 [110]。TTM 可以快速地螯合掉銅，且沒有明顯副作用。一旦銅回到正常濃度，就可以用鋅來取代TTM，因為鋅會刺激金屬硫蛋白製造，是人體內的天然 TTM。但此藥物還在研發階段。另兩個藥物（Trientine dihydrochloride及 D-penicillamine）都可以有效地移除銅，但是它們有嚴重的副作用。

大多數有產後憂鬱的病人會有銅過度的情形。實際上，產

後憂鬱的症狀就是因為銅過度，造成正腎上腺素上升及多巴胺耗損。克雷頓（Crayton）跟威爾許（Walsh）進行過一項大型研究，他們發現憂鬱症病患中，過去曾有過產後憂鬱者，血清銅濃度會比沒有產後憂鬱的人較高。在銅螯合治療（Chelation therapy）【註9】後，大多數的產後憂鬱病患銅濃度恢復正常，憂鬱跟焦慮也大幅減少。

產後憂鬱是在生產完後開始出現情緒低落、沒有勁、睡眠障礙、焦慮與對事物失去興趣，在嚴重的情況下，甚至會出現自傷與傷人的念頭。大多數的產婦在生產完後都會有短暫的輕微憂鬱，而其中百分之十至二十的人會變成重度憂鬱。正常的懷孕過程中，孕婦體內雌激素跟銅濃度就會增加。在懷孕期間，血清銅通常會從 110 mcg/dl 倍增到 220 mcg/dl，這些額外的銅可以協助生成胎兒成長所需的血管（血管新生，Angiogenesis）【註10】。

正常來說，銅跟雌激素在生產完後二十四小時內，就會開始下降。產後憂鬱的婦女，可能是先天或後天代謝銅的能力出問題，我遇過相當多產後憂鬱的病患，她們異口同聲地說她們一生完小孩就開始憂鬱，然後自此就好不起來。此類型的病患多數在適當的營養治療下，銅濃度便會恢復正常，情緒也是。我也遇過不少產後精神病持續長達二十年的患者，在矯正銅濃度後症狀也獲得大幅改善。

營力
養
的 量

憂鬱案例六：銅過度型

　　凱薩琳，三十四歲，她表示在生完前兩胎後便開始有憂鬱的情形，生第三胎則更加嚴重，開始有自殺的念頭。她接受諮詢跟藥物治療兩年，但沒有明顯改善，和先生的關係每況愈下，只要遇到一點小挫折，就會感到無法承受而流淚。

　　她有銅過度的症狀表現，例如童年時期過動、耳鳴、皮膚對金屬敏感、曬不黑、在接受荷爾蒙治療後憂鬱惡化。她的血清銅高達 212 mcg/dl，正常人的數值是 85-115 mcg/dl，而其血清鋅則是明顯低於正常的 65 mcg/dl。我們採取的初步治療是給她每天 25 mg 的鋅，然後漸漸把劑量加到 75 mg。一開始凱薩琳抱怨她反而變得更焦慮，之後我們又加入足量的活性跟一般型維生素 B_6、錳、二甲氨基乙醇及維生素 B_3、C、E。六個月後她回來看診時，血液檢驗追蹤發現銅已經回到正常濃度，她不再感到憂鬱，婚姻關係也恢復往常。

憂鬱案例七：銅過度型

　　卡羅，三十一歲，在十六歲開始服用避孕藥後，就開始有憂鬱的情況。儘管有慢性憂鬱的困擾，她還是以優秀成績完成大學學業，並於二十四歲時成功創業。

　　她在結婚後持續服用避孕藥，且一直都沒有懷孕。卡羅表示近來憂鬱的念頭越來越厲害，她常有想開車撞死自己的念頭。她對諮商感到尷尬所以不曾嘗試，但她試過服用速悅、克憂果跟樂復得等抗憂鬱劑，卻沒有起色。她有銅過度的症狀，如吃巧克力會不舒服、對貝殼類海鮮過敏、皮膚異常敏感及情緒偶爾會暴怒。

> 卡羅的檢查結果顯示出過高的銅跟偏低的鋅，由於她有礦物質代謝障礙，因此我們對她的治療重點在提升金屬硫蛋白的製造，例如使用鋅、錳、硒、二甲氨基乙醇、穀胱甘肽及維生素 B_6（一般型及活性型）、C、E。卡羅在治療前兩週打了不少通電話過來，因為她感覺憂鬱似乎更加嚴重，但在接下來的兩個月她開始感到進步，半年後她已不再憂鬱，而這是八年來第一次有這種感覺。我們告訴卡羅，她容易發生產後憂鬱，並建議她不要在生產前服用含銅的補充品。

吡咯型憂鬱

我們的資料庫中有兩千八百名憂鬱症患者，其中百分之十五的病患主要生化失衡是吡咯代謝障礙。

本質上，這是一個由壓力造成的疾病，病患通常是在很大的情緒或生理壓力下開始發病。這些病人通常有一些獨特的特質，使得診斷較為簡單。例如，大多數吡咯障礙病人會有以下的情況：劇烈情緒起伏、壓力承受度低、暴怒、夢少、容易曬傷且不容易曬黑、晨起噁心、對亮光及噪音敏感。如同第五章所述，許多吡咯障礙的病人儘管肚子跟大腿可能略有份量，但手腕、腳踝及頸部卻相當纖細。女性病患會有月經異常或無月經症（Amenorrhea，即停經）[註11]的情況。

有此障礙的患者，往往會比較晚熟，十六歲後才進入青春期。其他的表現則像是內在焦慮、閱讀障礙、不管智商高低學業成績都不太好。這些病人容易感到害怕及悲觀，並逃避社交及與人接觸。許多人因為情緒起伏變化很快，因此被診斷為快速循環型躁鬱症。許多吡咯障礙者活在恐懼中，並常常想著沈船、恐怖

攻擊、颱風或地震等災難事件。

我們在第三章中提到，吡咯障礙的人可能因為基因調控的關係，導致鋅跟維生素 B_6 的雙重缺乏，這導致大腦有血清素、多巴胺跟 GABA 活性低下的問題，並讓人憂鬱跟焦慮。要治療其實很簡單，那就是恢復鋅跟維生素 B_6 的正常濃度。

因為這種缺乏通常是先天性的，因此通常缺很大，所需補充的劑量往往會比其他患者高很多才足以補充回來。吡咯障礙幾乎同時合併有氧化壓力過高的問題，足夠的抗氧化物，例如硒、穀胱甘肽、維生素 C、維生素 E 等等也十分重要。比起其它生化障礙所造成的憂鬱，吡咯障礙型對營養治療的反應快很多。通常在幾天內就可以看到療效，四到六週便可以達到完全的效果。

因為晨起噁心，許多吡咯障礙型病人要到中午午餐時才有辦法服用補充品。所以他們也會有晚上時的狀態比早上好的特色。

有些人認為吸血鬼德古拉可能就是吡咯障礙，因為他畏光又夜間行動。此外，有不少證據指出，反社會人格或許有部分是因為吡咯障礙（請見第八章），但是，大多數的吡咯障礙患者並不具有較高的犯罪傾向。接下來的病例，將簡介此類型病人的症狀呈現跟治療。

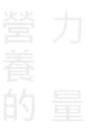

憂鬱案例八：吡咯障礙型

克特，二十四歲，在校成績不佳，但是是學校足球隊的明星球員。他對唸書沒有興趣，畢業後在鐵路公司工作。大家都知道他個性火爆，也曾因為鬥毆被逮捕好幾次。

克特抱怨他十六歲後就長期心情不佳，覺得活著沒什麼意思。他身材很好，長得跟好萊塢明星一樣俊帥，雖然想交女友，但因為勃起障礙而不敢跟女生約會。前兩份工作都因為攻擊主管而被解僱。

第一次來給我們評估時，因為在來的路上超速而與交警起衝突，也遲到了好一會。他陳訴到一些與吡咯障礙相符的表現，例如內在焦慮、注意力不容易維持、記不住事情、幾乎不做夢、喜歡重口味的食物、臉色蒼白、不吃早餐及畏光。

除了尿液吡咯比起正常值高上十倍外，克特的檢查結果並沒有其他太大的異常。他接受了高劑量的維生素 B_6 跟鋅的治療，同時補充抗氧化物，包含硒、錳與維生素 C、E。治療後兩週，克特打電話來，擔心營養品好像讓他個性變得跟平常不一樣。他生平第一次內心感到平靜，而這樣的變化讓他感到「不對勁」。

三個月後，他不再憂鬱，脾氣也好很多，但是勃起還是有困難。不過他持續接受治療，也服用威而剛，之後便開始約會，也擁有穩定的社交生活。他的工作穩定，沒再進過警局，心情一直十分穩定。

營力
養
的量

憂鬱案例九：吡咯障礙型

　　瑪麗安娜，三十二歲，未婚，與父母同住在芝加哥郊區。她小時候曾因學習困難接受特殊教育，情緒也常有突然「暴衝」的情形。她在學校表現平平，朋友不多，課業大多墊底。她曾跟社工還有心理師做諮商，雖有幫助，但是每當壓力來時就又會復發。高中畢業後，除了有一段時間做過低薪非技術性的工作外，一直都長期失業。雖然她看過不少精神科醫師，也吃過不少藥物，但憂鬱跟情緒化始終沒有好起來。

　　她的父母希望她嘗試營養治療，覺得這是最後一線希望。她有不少符合吡咯障礙的表現：月經不規則、壓力承受度低、情緒起伏大、指甲上有鋅缺乏的白點及晨起噁心。此外，她白天無時無刻都戴著太陽眼鏡，然後想不起來夜裡有做夢過。她的尿液檢體帶一點紅色（紫因子存在的特色），而尿中吡咯濃度達 82 mcg/dl。

　　瑪麗安娜的診斷是嚴重吡咯障礙，她接受了高劑量的綜合維生素 B_6（活性跟非活性）跟鋅的治療，同時服用抗氧化劑（Antioxidant）[註12]。一開始，她不願意服用這麼多補充品，但在我們幫她把不同補充品打錠在一起後，她的配合度便好了很多。

　　瑪麗安娜的父母形容她在接受治療的前四個月簡直是變了一個人，對於她變得比較快樂十分開心，她的情緒也穩定很多，不再暴衝。兩年後，我們得知瑪麗安娜已經有了一份穩定的工作，也獨立地住在自己租的公寓中。她說她感到一切都很好，除了社交活動會讓她有些不自在，因此我們建議她接受諮商。

毒物過量型憂鬱

我們的資料庫中，有大約百分之五的憂鬱症病人，主要的生化障礙是重金屬中毒。大多數是鉛、汞、鎘、砷。此類型的憂鬱比例約是五百分之一，這意味著在美國約有六十萬名憂鬱症患者有此問題。此分型的典型表現如下：

· 原本相對平靜跟健康，但突然發病
· 腹部不舒服與絞痛
· 變得易怒
· 頭痛與肌肉無力
· 沒勁
· 對諮商跟精神科用藥沒有反應

血液中的毒性金屬濃度很低，不容易偵測，這使得診斷不是很容易。以汞為例，在暴露後短時間內，血液中的汞就會轉移到身體的其它組織內，例如脂肪組織，這樣抽血檢查就檢查不出來了。由於重金屬引起憂鬱症相對比較少見，因此合理來說，應該先排除甲基化偏低、葉酸缺乏、銅過度、吡咯代謝障礙、酪蛋白／麩質過敏或甲狀腺失衡等更為常見的情況。

仔細評估頭皮毛髮的重金屬含量，是個不錯的篩檢方法，也可以避免血液或尿液檢體可能會因為污染，而出現偽陽性的情況。有些醫師喜歡先給病人螯合劑，然後再量測是否被螯合出來許多重金屬，藉此推斷體內重金屬的累積量，但是目前對於螯合出來的量，要達到多高才算過高，仍然沒有一定的標準。診斷的另一項困難在於，不同重金屬中毒引起的症狀變化實在太多了，捉摸不定。但是只要診斷確立，營養治療往往可以提供很好的療效。

小孩子特別容易受重金屬影響，因為他們的血腦障蔽發育尚未成熟，重金屬有較高的機會穿過而進入大腦，一旦進入大腦後，就會干擾大腦發育與神經介質受器的運作。

例如鉛中毒的兒童會有智商下降的情況，但大人在同樣的暴露情況下，就沒有明顯症狀。憂鬱、易怒、腹痛與肝腎功能受損，是成人重金屬中毒比較常見的表現。重金屬沈積在大腦裡可以造成：

- · 血腦障蔽破損
- · 神經介質活性改變
- · 神經髓鞘破損
- · 氧化壓力上升
- · 損耗穀胱甘肽及其它抗氧化物

因此，重金屬中毒會引發憂鬱並不奇怪。

鉛中毒的營養治療，包含補充鈣、促進製造金屬硫蛋白以及補充抗氧化物。鉛往往會堆積在骨骼裡，人體中大約百分之九十五的鉛都在骨頭裡[112]。在沒有治療的情況下，鉛在人體的自然半生期約二十二年。

營養治療或者螯合治療，都可以將鉛快速地從血液及其它軟組織中移除，但骨頭裡的鉛就得花上很長的時間。骨頭裡有許多鉛沉積的病人，因為鉛會從骨頭慢慢被釋放出來，所以等同於慢性暴露。因此，或許需要持續接受治療一輩子。對大多數有此問題的病人，只要花費少量的鈣跟鋅補充，就可以達到蠻好的效果，只是必須注意有些補充品鈣純化不夠，而有鉛污染，所以務必要找高純度的產品。

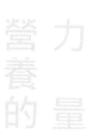

憂鬱症病例十：重金屬過度

約翰，五十四歲芝加哥人，跟公司請了一年長假，但在休假後沒多久開始有憂鬱的困擾。他嘗試過諮商跟抗憂鬱劑，但效果不彰。他變得易怒，且常常有噁心跟腹部絞痛的不適。除了鉛濃度是一般人的八十倍外，他的檢驗結果沒有其他太大的異常。有一次，我臨時找約翰回來，結果那天下午他到診間時，從頭到腳都是油漆。他說他買了一間很漂亮的老房子，過去半年他幾乎每天都忙著把牆上的舊漆刮下來。實際上，我打給他時，他正在鷹架上處理外牆的油漆。約翰的病因是因為長時間暴露在大量的含鉛油漆下。因為他的憂鬱頗為嚴重，所以他住院接受了 EDTA 螯合治療。在一週內，約翰表示他的憂鬱已經完全消失，並且決定把房子賣掉。我們給他鈣、鋅、硒與維生素 C、E 來處理從骨頭慢慢釋放出來的鉛。

汞是一種非常高毒性的重金屬，對於受孕胚胎到四歲的嬰幼兒有很大的破壞力，因為這段時間神經系統發展的重要時期。汞在體內（扣除大腦）的半生期約四十二天[112]，在大腦中的半生期則可達七十天。然而，對於有先天重金屬代謝能力異常，或者有嚴重氧化壓力的人，會排泄得更慢。

汞與穀胱甘肽及金屬硫蛋白有很高的親和力，所以補充這兩個營養素可以加速汞的排除。螯合治療等療法也在持續發展，並運用於自閉症孩童的治療。基本上，要完全移除汞是不可能的，我們每天會從空氣中吸收一微克的汞，從食物中吸收十至二十微克。吃鮪魚等大型掠食型魚類時，汞攝取量更可增加到二十至四十微克。健康的人體內會製造保護性的蛋白質來排出汞，然而，有些人因為基因的缺陷，使其處理汞的能力較薄弱，因此，即便是少量的汞，對他們也是一個大問題。

鎘特別危險的原因，在於它容易沈積在腎小管，導致永久性的傷害[112]。鎘中毒的來源有貝類、淺井、肥料、金屬鍛造及冶煉排放物、煙火、繪畫顏料、礦坑及各種化工廠。香菸裡也有鎘，一天抽一到兩包香菸足以讓血液鎘濃度上升兩倍。移除鎘時，必須小心避免腎臟收到傷害，提升金屬硫蛋白的製造，讓身體自然將鎘排出，會比使用螯合劑來得安全，因為組織中被螯合出來的金屬需要靠腎臟排出，這對已經中毒的腎臟是雪上加霜。

砷中毒不僅罕見，也很難診斷。常見的症狀包含上呼吸道不適、厭食、肌肉無力及粘膜敏感。頭髮跟尿液檢查都出現砷濃度超標就可以確診，但是，現在學界對於檢驗參考範圍依然有爭議，在數據解讀上仍莫衷一是。砷在人體的半生期較短，約十到三十小時。砷的主要來源包括海鮮、受污染的飲用水及殺蟲劑。在加工過的木材、操場相關設施及家禽飼料中，也發現含有砷。補充鈣跟提升穀胱甘肽，可以加速體內自然排出砷。

一般來說，如果單純只有砷中毒，或許不用刻意治療，因為人體排砷的速度很快，但是如果是持續在含有大量砷的環境下生活或工作的人，營養治療便可以發揮保護效果。

主流醫學跟憂鬱的生化分型

儘管科學的進展告訴我們，憂鬱症其實是許多成因不同，但具有類似表現的不同疾病，然而主流醫學依然把憂鬱症視為一種單一疾病，雖然有輕鬱症、產後憂鬱症、季節型憂鬱症等不同分型，但是核心上還是憂鬱症，或者就生化上來說，都是血清素不足。所以臨床上一旦診斷為憂鬱症，理所當然就會開立 SSRI 這類提升血清素活性的抗憂鬱劑。

SSRI 確實可以幫助甲基化偏低跟吡咯代謝障礙型的憂鬱症病人，但對其它分型的病人則是沒有好處，甚至會對葉酸缺乏型的病人造成傷害。假如醫師可以在開立 SSRI 前先幫病人做簡單

的檢查，以確認病人的生化分型，則憂鬱症的整體治療效果會更好。畢竟大多的生化失衡可以透過營養治療來矯正，也可以減少藥物的副作用和提升藥物的療效。許多情況下，單獨使用營養治療就可以有很好的效果。

拉赫曼尼諾夫
Sergei Vasilievich Rachmaninoff
1873－1943

名人小故事

> 我寫作曲子，因為我必須表達我的感受；就像我說話，我才能替我的想法發聲。
> I compose music because I must give expression to my feelings, just as I talk because I must give utterance to my thoughts.

拉赫曼尼諾夫是俄羅斯鋼琴家跟作曲家。他在一九八七完成第一號交響曲，但因為評價不高，導致他在作曲上出現困難，一首曲子也寫不出來，拉赫曼尼諾夫因此陷入憂鬱的情緒之中，直到接受尼可萊（Nikolai Dahl）醫師的心理治療後，才突破了內心的關卡，譜出美麗無比的第二號鋼琴協奏曲，並將這個曲子獻給尼可萊醫師。

在精神科的領域，身心的整體治療常被不停強調。我們不可能透過心理治療談話，處理葉酸不足所引起的精神症狀，同樣地，也不可能用營養治療，來處理創傷經驗所帶來的情緒跟認知反應。

生理的平衡，往往只是一個起點，後續的心理調適有時更為重要。

蘇醫師
閱讀室

162

/ 註 1/
輕鬱症（Dysthymia）：相對於重鬱症，症狀表現較輕微，但往往被病人及醫生所忽略，導致慢性化。

/ 註 2/
循環型雙極性患疾（Cyclothymic disorder）：雙極性疾患（舊稱躁鬱症）的一種，表現較為輕微。主要表現為情緒起伏，從輕到中度的憂鬱擺盪到亢奮，不同於雙極性疾患，此症病人的現實感大體都能保留。

/ 註 3/
季節型情緒障礙（Seasonal affective disorder，SAD）：憂鬱症的一種，症狀反覆在固定的季節出現。

/ 註 4/
抑鬱（Melancholia）：極端憂鬱伴隨身體不適，甚至出現幻覺及妄想。

/ 註 5/
單胺（Monoamine）：主結構為一個芳香環，跟胺基酸基中間有兩個碳做連結的小分子神經介質，包含血清素、多巴胺、正腎上腺素、腎上腺素、組織胺及褪黑激素。

/ 註 6/
同半胱氨酸（Homocysteine）：一種胺基酸，分子式為 $HSCH_2CH_2CH(NH_2)CO_2H$。它是由甲硫胺酸在移除一個甲基後形成。同半胱氨酸可以被回收，重新合成為甲硫胺酸，或者在維生素 B 群的協助下，被轉換為半胱氨酸。

/ 註 7/
雌激素（Estrogen）：主要由卵巢所製造的性荷爾蒙。

/ 註 8/
威爾森症（Wilson's disease）：一種罕見的銅代謝異常遺傳疾病，導致過多的銅沉寂在肝臟、大腦及其他組織，同時造成血中銅低下。

/ 註 9/
螯合治療（Chelation therapy）：口服或靜脈注射可以移除重金屬的化合物到體內。

/ 註 10/
血管新生（Angiogenesis）：既有血管長出新血管的生理現象。

/ 註 11/
無月經症（Amenorrhea）：在生育年齡卻無月經。

/註 12/

抗氧化劑（Antioxidant）：可以防止其他分子被氧化的分子。抗氧化劑
可以防止人體被氧化自由基破壞。

營力
養
的量

chapter

07

自閉症

甲基化偏低、氧化壓力過度以及外基因，可以說是形成自閉症
的三大要素。我相信這三項要素的不幸結合，就是造成多數自
閉症的主因。本質上，自閉症可以說是甲基化偏低的人，在傷
害性環境因子的暴露下，導致體內氧化壓力上升，進而影響基
因編程的一個疾病。

> 我遇過許多病人家屬說，他們的孩子在兩歲發病前都
> 還一切正常。健康、快樂也開始說簡單的話語，但突
> 然地，在幾天到幾週之間整個退化，不再說話、眼神
> 空洞、開始有怪異跟反覆的行為、不與人互動、腸胃
> 症狀，以及情緒失控。

導言

　　一九三九年，邱吉爾曾將俄羅斯描述為「謎團中的謎
團」。自閉症也是如此，自從一九四三年精神科醫師肯納（Leo
Kanner）首次在期刊發表相關報告後，自閉症在美國的盛行率從
十萬分之三激增到百分之一[113-115]。

　　一九四〇到一九八〇年代間，一名教師在執教生涯裡，平均
只會看到一至兩位的自閉症學童，但現在，老師們在自己的學區
中要一個月內都沒遇到自閉症學童的機會很低。有人認為過去數
十年來自閉症案例的暴增，是因為診斷變得比較明確，且大眾對
此疾病的意識提高了。但是這無法解釋為何在一九九〇年代後，
盛行率依然急速上升（因為醫界對診斷的共識已經相對熟悉，不
應該有過度診斷的問題）。

基因、外基因及環境

　　無可否認地，自閉症跟遺傳有關，同卵雙生的情況下，若
一人發病，那麼另一人有百分之六十至九十的機率也會生病[116]。
但因為不是百分之百，這意味著此病顯然會受環境影響。我的一
名自閉症病患有嚴重的行為跟智能障礙，但他的同卵雙生兄弟是
個很討人喜歡的專業人士。他們的外表、血液跟尿液檢驗並無二
致，但是他們的運作功能天差地別。他們的母親說，兄弟兩在一

歲半前沒什麼差別,但是之後一個便開始出現自閉症的症狀,另一個則是健康地長大,她想不出來為何如此。另一對雙胞胎兄弟則是在接受治療前有著相似的病症,但在多年的營養治療後,一個完全康復,在學校能上一般班級,表現也很好,但另一位則只有部分改善。他們的治療跟飲食都一樣,看來其中一位在發病的過程承受了較多的環境傷害,如殺蟲劑及重金屬。

許多人問:「遺傳疾病怎麼可能會變成流行病呢?」DNA 變異要累積成可遺傳的狀態,往往需要好幾個世代,自發性的 DNA 變異大概每五十萬次細胞分裂就會發生一次,但其中大多不會遺傳到下一個世代上。第四章中,我們談過,胎兒發展的第一個月對各種環境因子都十分敏感,當暴露在傷害性因子下,賴以調控基因表現的外基因就會受到干擾。這些外基因異常往往會持續存在,甚至遺傳給下一代。

不管如何,自閉症在過去七十年快速增加,有很大的原因是環境的改變。就此,有非常多的假說,例如疫苗傷害、重金屬暴露(可能是透過疫苗施打)、飲用水污染、懷孕時期的子宮環境變化、加工食品及化學添加物、家庭關係互動文化的改變等等。對於環境因子到底是致病原還是誘發因子,目前還沒有共識,但是大多數的學者跟醫師都認同,自閉症是強烈的先天基因傾向,加上在三歲前遭受後天環境傷害而產生的。

發病

每五個自閉症孩童就有四個是男生。**在一九六〇年代之前,大多數的個案在出生時就有明顯的症狀,但之後,退化型自閉症的比例逐漸增加,現在更佔了整體自閉症的百分之八十** [117]。為何會有這個現象,目前還沒有答案。典型的退化型自閉症患者,在一歲半到兩歲前多半都發展正常,但接著就突然出現功能退化。

我遇過許多病人家屬說，他們的孩子在兩歲發病前都還一切正常。健康、快樂也開始說簡單的話語，但突然地，在幾天到幾週之間整個退化，不再說話、眼神空洞、開始有怪異跟反覆的行為、不與人互動、腸胃症狀，以及情緒失控。帶給小兒科醫師評估後，多半被轉介到早期療育特別門診，許多家屬都還記得剛得知小孩被診斷有自閉症時的驚恐，因為醫師多半會說此病沒有辦法治療，病人一輩子都會有失能的問題。這樣的情況直到現在都還天天上演，許多家屬甚至被建議將小孩送到收容機構去，但事實上，在適當的個別化治療下，有許多孩子是可以慢慢進步的，後來甚至跟其他沒有生病的小孩毫無差別。

自閉症的黑暗時期：一九四五到一九七五年

精神醫學在過去一百年間為社會帶來許多幫助。但是對於自閉症病因的主流理論卻整整錯了三十多年，導致相關的科學研究跟治療毫無進展。肯納在一九四三年的文章中，將自閉症描述為教養錯誤下的嚴重發展障礙[113]。他研究了十一個案例後，認為所有病童的父母都不夠關愛、沒有同理心。肯納認為這些孩子都是在成長初期遭受嚴重的情感剝奪，使得他們在社交跟溝通上出現永久障礙。當時有一種常見的治療，就是把小孩跟「不適任」的父母分隔開來，然後在治療機構裡，讓孩童重新暴露在一個「有愛」的環境裡。這個「療法」或許是出自好意，並且持續存在了幾十年，但一點用也沒有。一九六七年，知名自閉症專家，芝加哥大學的貝特爾海姆（Bruno Bettelheim）出版了一本書，名為《空洞的堡壘：幼兒自閉症與自我的誕生》（The Empty Fortress: Infantile Autism and the Birth of the Self），此書對後來的治療者有深遠的影響。貝特爾海姆認為，自閉症是因為「冰冷的母親」內心有著小孩一開始就不應該出生的渴望，或者是因為父親總是不在家而導致。

我本身跟自閉症患者的首次接觸，其實是因為在一九六○年

代時，我有一位同事的小孩罹有此病。當我跟同事日漸熟悉後，他告訴我他們夫妻兩都有憂鬱症，而醫師跟他們說，他們的兒子之所以會有自閉症，是因為他們是失敗的父母，這讓他們很難不憂鬱。在這一段時期，有無數父母承受這般罪名所帶來的痛苦。現在我們知道，冰冷母親跟不回家爸爸的理論完全是錯誤的。實際上，剛好相反，大多數自閉症孩童的父母都充滿愛心，且對小孩的照顧無微不至。

　　但是現在普偏錯誤地認為自閉症無藥可醫，而患病的孩子只能註定悲慘一生。最近在生物化學跟行為治療的進展，已經讓成千的病童得以復原。這些成功的案例多半都是在四歲前開始接受治療，但是即使年紀更大，也都還有機會進步。我曾有一次接到一通來自康乃狄克的電話，父母很興奮地告訴我，他們十七歲的女兒在接受營養治療兩個月後開始說話了。不同於藥物治療，營養是人體本來就需要的東西，但學界有時對於接受新的觀念十分落後，同時因為政治等因素，相關研究的資金來源跟出版往往收到阻礙。我希望學界能認知自閉症是可以治療的，孩子的父母在得知診斷的同時，應該被鼓勵積極尋找安全的療法。

症狀與特別表現

　　沒有兩個人的自閉症會是完全相同的，不同病童間的症狀表現有很大的變異，有些活動量高，動個不停，有些則是不動如山；有些不發一語，有些則有相當的口語能力。其中約有百分之三十在腦波檢查中可以發現腦波異常，且容易癲癇發作。有些病童會暴衝而顯得激動，有些則是十分淡定。儘管有這些差異，自閉症孩童在以下四個領域還是有一些典型的症狀表現：

- ·社會化：社交技巧貧乏，包含對其他人不感興趣、抗拒被親近跟擁抱、偏好自己一個人。
- ·語言：不語或者語言發展遲緩、無法主動與人說話或者持續對談、反覆別人的話語、聲調或說話節奏奇特，詞彙量少。

·行為：有反覆的動作（例如搖晃身體、轉動或拍動手）、儀
式化的行為、幾乎沒有眼神接觸、對某些物品強烈著迷（例
如會轉動的東西）、以反常的方式使用玩具的某些部分（像
是不斷重覆轉動玩具車的輪子）、不喜歡變動、對碰觸、
亮光及聲音敏感、有衝動的行為（例如突然衝到街上）。
·認知：學習緩慢、行為能力低下。

此外，很高比例的自閉症患者同時也有生理上的問題，包含
免疫力低下、嚴重便祕、食物過敏、腸道酵母菌過度生長及容易
受重金屬影響。以上都可以歸類到幾個生化障礙的廣泛類型，包
含了氧化壓力、免疫失調及解毒功能障礙。

鑑別診斷

自閉症包含三個主要分型：典型自閉症、廣泛性發展障礙
（Pervasive developmental disorder）【註1】、亞斯伯格症
（Asperger's disorder）【註2】73。這三個分型的病症嚴重度有很
大的不同。亞斯伯格症被稱為高功能型自閉症，智力通常在一般
或一般之上，語言能力也都大致沒有問題。然而，亞斯伯格症患
者社交互動困難、與人眼神接觸少、行為舉止奇特、對喜歡的東
西非常著迷。部分亞斯伯格症患者有高超的數學、音樂天分或者
有很強的記憶力。達斯汀霍夫曼在電影《雨人》中，就將亞斯伯
格症詮釋得十分傳神。

比起亞斯伯格症與廣泛性發展障礙，典型自閉症嚴重許多，
多半在三歲前就有明顯症狀表現，在未接受有效治療的情況下，
這些病人可能終其一生都會受症狀影響——認知功能低下、無法
具有正常社交互動跟語言溝通能力。

還好，先進的生化治療通常可以改善症狀，甚至有完全復原
的案例。我們需要更多的研究跟試驗來量測這些治療的療效，但
是環境變因的難以控制，以及研究中高達百分之四十的安慰劑效

應，都造成研究的困難。許多時候，病人的進步並不是家人的想像，只是它可能跟治療無關。此外，我們也很難找到家屬願意加入試驗的對照組（也就是不做任何治療的那組）。

廣泛性發展障礙的嚴重度，介於典型自閉症跟亞斯伯格症之間。但廣泛性發展障礙，跟典型自閉症有時不是很好區分，一名病童可能同時被不同醫師診斷為典型自閉症，跟廣泛性發展障礙。二〇〇一年的一項大型研究發現，這三個分型在尿液或血液的生化檢驗上並沒有明顯不同 [119]。這個發現或許意味著不同分型具有相似的基因傾向，只是後續導致發病的環境因子有所不同。例如，要是在暴露於傷害因子之前，孩童已經有相對較好的大腦發展，那麼發病後就會保有較高的功能。

發病後的退化

雖然自閉症專家可以在孩童發病前的影像紀錄中，找出蛛絲馬跡，但是明顯的症狀惡化，幾乎都是在短短幾天內發生。我跟數百位家長談過，他們回想孩子的發病過程，多數都是進展速度很快，發病前也沒有明顯潛在誘發事件，如疫苗過敏、生病或者毒物暴露等。因為退化十分全面，所以整個過程往往會讓家人驚慌失措，例如停止說話、奇特的反覆行為、眼神空洞、突然無法耐受某些食物、個性劇烈改變等。這些導致發病的變化，可能不只發生在大腦裡，而是全身。

威爾森症跟思覺失調這兩種疾病，也是在一段相對正常的時期後突然發病，導致認知功能下降 [73]。自閉症在大腦發育的關鍵早期就埋下病因，發病的年紀很小。威爾森症的平均發病年齡則約十七歲，病人無法排除體內過多的銅，導致肝臟等器官受傷，生理跟大腦功能出現很厲害的惡化。

威爾森症、思覺失調及自閉症同樣都涉及氧化壓力與保護性金屬硫蛋白、穀胱甘肽的過度損耗。以威爾森症來說，氧化壓

力可能是慢慢累積,直到金屬硫蛋白跟穀胱甘肽的功能都無法支應,造成肝臟無法透過膽汁排出銅與症狀突然惡化。

思覺失調則通常在十六歲後發病,發病前常有一段時間有嚴重的情緒跟生理壓力,使得氧化壓力增加,最終導致大腦無法承受,而出現運作異常。基於這些相似點,或許透過了解威爾森症跟思覺失調是如何出現功能退化後,我們也可以對自閉症的起源有更進一步的了解。

自閉症突然發病令人困惑,而發病後病人為何無法復原,更是一個謎團。在沒有早期生化治療的介入下,自閉症幾乎都會帶來一輩子的功能障礙。超過六歲後,縱使治療處理氧化壓力、毒物累積、食物過敏、腸道酵母菌過度生長、體內營養分子失衡跟免疫功能異常,自閉症核心的社交功能及語言障礙,往往進步有限。我目睹過上百個自閉症患者康復,但幾乎都是在四歲前接受積極的治療才有可能。

這告訴我們:自閉症的核心障礙在大腦發展初期就已經發生了,除非在這個大腦發育階段完成前介入治療,否則便不可能復原。雖然自閉症的研究學者跟醫師,對此疾病的許多面向都沒有共識,但雙方都同意早期治療是關鍵。醫院、政府、保險公司應該合作,讓孩童在診斷後立即能接受治療。儘管如此,還是有病患即使已經過了兒童時期,但在接受營養治療後仍有很大的進步,例如口語表達增加。每一個自閉症患者都有權利接受營養治療,來改善他們的生活品質。

自閉症的大腦結構變化

研究人員漸漸揭開自閉症的神祕面紗,其中有部分重要發現,都跟大腦結構與發展有關。德國的研究人員發現自閉症患者的杏仁核-梭狀回系統(Amygdala-fusiform system)【註3】有結構上的異常,意味著這兩個區域間的神經連結有問題[120]。哈

佛等地的研究人員則發現，自閉症患者的原始大腦（primitive areas）結構有未成熟的情況，也就是神經細胞沒能完全發展跟彼此連結[121-122]。卡沙諾瓦（Casanova）發現病人的大腦皮質也有問題，特別是病患的皮質柱（Minicolumn）[註4]比較窄[123-124]。麥克金尼斯（McGinnis）等人則是發現病患的大腦有線狀變形脂肪累積，而這意味著氧化壓力的存在。

寇切斯尼（Courchesne）觀察到，許多自閉症的孩童在出生後第一年，頭部尺寸發展快速，大約四分之一的孩童有著出乎尋常的頭部尺寸。以上發現都告訴我們，早期的治療十分重要，因為大腦發展異常一旦在生命初期成型後，病患終其一生都會受其影響。嬰幼兒的大腦具有極佳的可塑性，在這個時期進行治療，比較可能有令人意外的效果。

我們出生時，大腦裡有數十億個未成熟的神經元，這些神經元擠在一起，但彼此間卻沒有多少突觸連結。大腦的發展包含了四個階段：

1. 移走部分神經細胞，好騰出空間給其他細胞。
2. 神經細胞長大，發展出軸突、樹突跟其他部位。
3. 神經細胞一旦發展成熟就受到生長抑制，不再長大。
4. 神經細胞間開始發展出突觸連結。

研究人員發現，自閉症患者在小腦（Cerebellum）[註5]、松果體（Pineal gland）[註6]、海馬迴（Hippocampus）[註7]跟杏仁體中，有過多的未發育神經元。而這些未能發展完全的區域，剛好都是血腦障蔽保護很少或沒有的區域，意味著血液中的化學物質或氧化壓力可能是元兇。此外，這些兒童的樹突跟突觸連結的數目非常低。如果說大腦神經細胞的數目，跟全美國樹木的數量一樣，那麼突觸就應該跟全美國樹葉的數目一樣多，自閉症患者的神經細胞數目跟細胞上的分枝都比較少，這意味著細胞間要形成突觸的機會就減少，而學習、語言發展跟社交當然就有困難。

　　自閉症患者腦中發展最不成熟的部位就是小腦，小腦的功能是負責控制精細動作，大部分的自閉症患者會有奇特或反覆的動作，或許就是與此有關。而另一個受損的區域，則是與社交技巧有關的杏仁核（Amygdala）【註8】。社交障礙是自閉症的核心表現，杏仁核的發展缺損就與此有關。海馬與大腦的語言區發展有關，自閉症語言發展遲緩或者根本沒有語言表達，則是與海馬迴的障礙有關。

　　幸運的是，新細胞跟突觸的形成終其一生都在進行，這讓中風的病患有機會復原，也給了自閉症患者一線希望。神經細胞跟突觸在四歲前的發展速度很快，但之後就逐漸緩慢下來。這可以解釋，為何在四歲小孩到國外六週，就能流利地使用當地語言，青少年可能得要花一年以上，而老人家則可能根本學不起來。

　　診治自閉症病童的醫師，都知道自閉症的治療有黃金時間，在我的治療經驗裡，兩歲兒童在一個月內達到的療效，八歲小孩需要六個月才能有相當的效果。醫師跟病人家屬都必須知道，診斷後片刻時間也不容許浪費，要馬上開始進行治療。

　　自閉症患者的大腦似乎同時也有嚴重的發炎，使得大腦發展受到抑制，並且造成許多症狀，例如易怒、語言發展遲緩、睡眠障礙、認知發展遲緩及頭型變大[127]。自閉症兒童突然退化，可能就是因為存在著引發發炎的問題。

自閉症患者常見的生理病症

　　除了大腦受到影響，而造成功能異常、癲癇、睡眠障礙、化學物質敏感、食慾不振、對聲音跟碰觸敏感及尿床外，在臨床上，大多數的自閉症孩童同時有其他身體問題，讓孩童不適，也讓父母照顧起來更加辛苦[128]。許多病童都有腸胃道的問題，例如吸收不良、食物敏感、食道炎、胃酸逆流、蛋白質消化不良、酵母菌過度生長、便秘、腸道菌相失衡及腸黏膜受損。其他常見問題還

包含免疫報告也指出的，病童會有高焦慮度、看起來顯得像身上哪裡在痛、挫折及情緒起伏。照顧者或老師在把這些情形單純歸因到自閉症前，應該先檢視孩童有沒有生理上的狀況造成疼痛。

許多家屬表示孩子是在接種疫苗後開始發病，關於疫苗是否造成自閉症，目前還有很多爭論。主流學界否認此看法，但是先天或者後天對疫苗有過度免疫反應，或者小孩本身無法順利處理疫苗內含的成分，都依然是造成此疾病的可能原因。常被人提出來的另一個論點，是暴露於有毒重金屬（例如汞）之中，可能會造成自閉症。一九九九年，美國 FDA 建議減少疫苗裡的含汞量（主要是硫柳汞 thimerosal）。此舉大幅減少美國孩童的汞暴露量，但是離完全的無重金屬還有很大一段路要走。值得注意的是，即使疫苗含汞量下降，但自閉症的罹患率卻一直上升，這說明汞不是唯一可能致病的因子[115]。不管如何，汞具有高毒性，從疫苗中移除絕對是符合大眾利益的。

自閉症的症狀呈現變化很大，這使得要評估治療效果有相當的困難。自閉症孩童對環境變化十分敏感，當症狀起起伏伏時，可能是因為一些家人無法察覺的環境變化所致。因此，幾乎所有的治療都有可能被認為是有效的，使得實際上可能無效的治療大受歡迎，而有效的治療卻被忽略。因此在自閉症的研究中，通常要求控制組的治療反應必須超過百分之四十以上，藉此來提高篩選門檻。

另一個研究上的困難，是孩童在評估前往往已經經歷過別的治療，使得其生理或許已有相當的變化，因此研究人員在納入研究對象時，通常僅挑選尚未被治療過的病童。最後，對這名病童有用的治療，對另一名病童可能「暫時」無效，因為他們或許正處於病程的不同階段，或者在合併其他治療時採用了不同的順序。例如，教育相關的訓練往往在生化或飲食治療後，再開始施行，會比較有效。

食物過敏

　　多年來，我們藉由量測血液中的麩質及酪蛋白的類嗎啡衍生物（麩嗎啡及酪啡肽 casomorphin【註9】），來得知孩童是否無法耐受麩質或酪蛋白。這些異常的蛋白質，是穀物跟乳製品在腸道分解不完全的結果。有不少證據指出，這些分子可以直接穿過腸道跟大腦的保護性屏障，造成許多行為問題跟認知功能障礙。有此問題的孩童，應該要嚴格停止吃含麩質跟酪蛋白的食物。一項針對五百名自閉症病童的研究發現，百分之八十五的家屬表示在進行無麩質跟酪蛋白飲食後，孩子有許多進步。數百名父母也跟我說，他們的孩子在這樣的飲食控制下，進步幅度超乎預期。至於那些對此飲食控制沒有太大反應的小孩，研究發現，百分之十五有克隆氏症等腸道發炎的疾病。這些經驗告訴我，**不管孩童檢測結果是否呈陽性，避免麩質跟酪蛋白都是值得一試的。**

生化的異常表現

　　自閉症孩童有其獨特的生化失衡。一九九九年時，我收集了五萬筆自閉症孩童的尿液跟血液並進行分析。在已故林蘭醫師的邀請下，我到紐澤西的自閉症研究中心，跟學者及醫師們報告我的發現，其中一部分結果，現場的醫師多半都早已知道，如下：

- 鋅缺乏。
- 銅過度。
- B_6 缺乏。
- 毒性重金屬過量。

　　但是，當我提到超過百分之九十的自閉症孩童，有甲基化偏低的問題時，聽眾都十分驚訝。由詹姆士（S. Jill James）跟戴斯（Richard Deth）所進行的後續研究，也都發現甲基化偏低確實是自閉症有別於一般人的一項特徵。到了二○○九年，全球各地的學者已經收集了無數自閉症孩童的生化檢查資料。表7-1，列出自閉症孩童典型的生化特徵。

表 7-2 則是常被拿來治療自閉症之生理及大腦生化失衡的療法。這些療法的顯著成果帶來數百篇相關的報告文獻，每一種療法都有不少支持群眾。但是在有更嚴謹的雙盲控制試驗證明前，或許還是小心為上。這些療法目前都還尚未被主流醫學所接納。

表 7-1：自閉症的生化特質（部分清單）

低穀胱甘肽	甲基化偏低
汞等毒性重金屬含量過高	銅過度且攜銅蛋白不足
鋅缺乏	維生素 A 缺乏
尿液吡咯上升	金屬硫蛋白下降
羧基乙基吡咯（Carboxyethylpyrrole）【註10】上升	鎂下降
硒及半胱氨酸缺乏	

表 7-2：自閉症常見的生化療法（部分清單）[126]

甲基 B_{12} 及其它甲基化治療	補充缺乏的維生素／礦物質
經皮（Transdermal）【註11】補充穀胱甘肽	無麩質、無酪蛋白飲食
促進體內金屬硫蛋白的製造	補充乙醯半胱胺酸及硫辛酸
治療酵母菌過度增生（例如腸道）	抗生素及抗黴菌藥物（矯正腸道菌相）
降低體內銅含量	補充胺基酸
補充消化酵素	矯正荷爾蒙
給予腸促胰泌素（secretin）	高壓氧治療

氧化壓力

看了這麼多自閉症孩童的血液及尿液分析後，我理解到，超過百分之九十九的患者，體內都有某種程度的氧化壓力[119]。氧化壓力的相關生化指標，包含鋅缺乏、吡咯上升、低銅／鋅超氧化物歧化酶（Dismutase）【註12】、銅過度、低攜銅蛋白、甲基化偏低、低穀胱甘肽、低硒、低金屬硫蛋白、汞及鉛等毒性重金屬上升。最近的研究對此題目的關注度持續上升，許多專家都認為，氧化壓力是自閉症成因的核心因子。

如果我們仔細看表 7-2 的所有療法，就會發現幾乎都涉及抗氧化能力的加強。例如，常用來開給自閉症孩童的藥物理思必妥，就有抗氧化的性質。提升甲基化的療法，使得身體能自然地製造更多的穀胱甘肽、金屬硫蛋白跟半胱胺酸。而停止吃含麩質跟酪蛋白的食物也可以減少發炎，間接減少對穀胱甘肽的需求。

許多知名的研究學者跟醫師認為，汞中毒是自閉症的主要成因，並且使用螯合劑將它螯合出來。在主流醫學裡，螯合劑的使用，多半是拿來處理重度的汞跟鉛中毒。有一些憂鬱的病人在住院接受螯合治療後，不出一個禮拜就有明顯的進步。但我發現，自閉症孩童接受螯合治療有點不同。在一九九〇年末，我們研究調查數百名接受過螯合治療的孩童，他們的家屬表示在療程剛開始時，確實有進步，但在二到三週後，效果就漸漸退了下來，甚至回到治療前的狀態。許多醫師認為可能是螯合不夠，需要再重複一次螯合的療程。但我曾遇過家屬跟我表示，他們的孩子在一年多的時間內，接受超過二十次的螯合治療，結果還是一樣，一開始有效果，但不到三週效果就又消失。我認為體內過多的汞應該在第一次療程就已移除，而每一次療程初期所顯現的效益，可能多是來自螯合劑的抗氧化力，而不是因為移除了汞。我的資料也指出，大多數的自閉症孩童有正常偏高的汞含量，但是不到中毒的程度。假如並沒有異常的暴露，那麼這個正常偏高的情況其

實反應的是抗氧化能力的低下。我們確實也遇過汞濃度非常高的病患，此時我們就會建議口服 DMSA 螯合劑，來處理這個問題。

由於抗氧化能力較低，這使得自閉症孩童更容易受到汞毒性的影響，因此減少疫苗內的汞成分，是很合理的公共衛生政策。還是必須強調，汞對發展中的大腦有很大的殺傷力。家屬們應該要提高警覺，避免讓小孩碰觸到受污染的井水、玩具跟含鉛的油漆。或許更重要的是，在懷孕的過程中就該避免汞的暴露。不管如何，移除過多的氧化壓力，絕對是自閉症治療不可或缺的一環。

癲癇

約三分之一的自閉症孩童有過癲癇發作或者腦波檢驗異常。排除曾有過癲癇的個案後，一項包含了五百零三名自閉症孩童的研究顯示，百分之九十九的病童都有銅鋅失衡的情況。反過來，不少針對癲癇傾向的自閉症孩童研究，則顯示沒有銅鋅失衡的問題。這意味著自閉症合併癲癇可能是不一樣的表現型（Phenotype）【註13】。

家屬可以做什麼？

當孩子被診斷有自閉症時，大多數家屬會很積極地收集資料，並很快瞭解到及早治療的重要性。困難之處在於，有太多的治療方法，不可能全部都做。首先要面臨的問題是，是否只做主流醫學的治療？而在主流醫學的看法裡，自閉症是無法治癒的，只能採取行為訓練加上理思必妥之類的藥物控制，或者將孩子送到機構去。大多數的家屬覺得行為訓練雖有幫助，但是過程緩慢、昂貴，且整體而言對孩子的功能改善有限。理思必妥是一種抗精神病劑，多半用在思覺失調的病人身上，但也常被運用在自閉症患者的治療。稍後會進一步說明，使用理思必妥的風險。我想，如果醫師知道新的營養療法有可能治療自閉症患者，那麼他就不會想把病人送到機構去了吧！對於經濟能力還不錯，或是有鄰近

的訓練能力學校之病患家屬，行為訓練是不錯的選擇，特別是合併營養療法效果更佳。

行為治療

雖然目前已不再對自閉症患者進行心理治療跟諮商，但是應用行為分析（Applied behavior analysis, ABA）【註14】仍是一個有效且受歡迎的療法，目前有好幾種不同的 ABA 做法被廣泛採用 130-134。

一般來說，ABA 會在幾個月到數年之間與患者進行行為互動，透過行為訓練鼓勵正向行為及排除負性行為，藉此來改善語言、社交互動及學習能力。若沒有援助的話，ABA 是一種非常昂貴的治療，同時也需要極大的耐性。過去的研究都顯示 ABA 確實有它的好處，大多主流的醫師跟學者也都建議接受此治療 135-136。除了訓練正向行為，ABA 很可能也會刺激新的大腦細胞發育及神經突觸形成，使得腦部功能持續性地進步。

生化治療跟教育／行為訓練可以相輔相成，其中最好的例子，就是腸胃道的相關問題。許多患者之所以有行為問題，是因為他們的消化系統有問題，例如便祕、食道發炎及逆流。此時單純做行為訓練是不夠的，當腸胃的生理問題，透過營養及藥物得到改善，患者會因為病痛的減少，而有更好的行為控制跟學習能力。然而，因為排便時會有疼痛感，所以 ABA 會著重於教導排便習慣。消化系統如果改善也可以有以下的好處：

- ·防止未消化的蛋白質進入大腦及造成行為改變。
- ·吸收足夠的營養素供大腦使用，使大腦可以執行學習等正常功能。
- ·因為食物有足夠的消化跟吸收，腸道的壞菌（例如梭狀桿菌，clostridia）才不會過度增生，因為細菌所分泌的毒性代謝物可能進入大腦，造成患者的行為改變。

· 避免腸道進一步發炎，腸道發炎會引發一連串反應，使得體內促發炎因子增加，而這些發炎因子進入大腦，會造成進一步免疫反應。

每年都有新的營養療法發展出來，在此我將之分為三個範疇。

促進一般健康

自閉症患者的身體在各方面都有許多問題，若能治療吸收不良、食物敏感、酵母菌過度增生、寄生蟲感染、便祕、尿失禁、免疫功能異常等，便可以大幅改善病人的身體狀況。這些治療多可以快速控制症狀，使得病人跟家屬的生活品質更好。然而這些治療並沒有直接針對大腦本身的異常，而這才是自閉症患者學習、語言及社交障礙的核心。

大腦發炎控制

自閉症患者的大腦都有發炎的現象，越來越顯而易見。發炎會造成易怒、行為異常以及大腦功能退化[137]，治療大腦發炎可以快速且大幅改善症狀。治療的效益，就是大腦能更有效率地運作跟發展。之前我們談過，許多自閉症患者，無法完全地分解飲食中的酪蛋白跟麩質，這些未完全分解的蛋白質碎片變成類嗎啡物質，可以直接穿過血腦障蔽，進入大腦造成發炎[138]。無數的家屬，在幫患者做無麩質跟無酪蛋白的飲食控制後，發現患者進步神速。由於大腦發展是一個漸進的過程，因此行為、尿床、語言跟社交互動快速改善，可能是來自於發炎減少。

另一個例子，高壓氧常被運用來治療頭部創傷及中風後的發炎[139]，而用來治療自閉症也漸漸盛行起來，不少報告皆指出有不錯的療效。然而在大多數的情況下，效果似乎都是短暫的，所以需要反覆地接受治療。

銅過度是另一項自閉症患者常見的問題，治療銅過度可以改

善自閉症的相關症狀。以上治療都或許能夠改善症狀，但是可能無法直接提升大腦的神經發展。一般來說，任何可以快速改善症狀的治療，多半都是因為減少了大腦的發炎，但這或許不是協助大腦發展新的神經細胞、神經突觸與連結的最好方法，然而這些卻才是認知功能、語言跟社交功能能否進步的關鍵。

減少氧化壓力

近來的研究顯示，氧化壓力也是自閉症患者的典型特徵，並且，很可能是影響大腦能否維持正常功能的最重要關鍵。自閉症典型的外顯症狀，反映出體內過多的氧化壓力。我們可以預期，當病患體內有過多氧化壓力時，會有如下情況：

- 腸道及大腦屏障缺損。
- 免疫功能低下。
- 消化分解蛋白質的酵素不足。
- 容易酵母菌增生。
- 穀胱甘肽、半胱胺酸及金屬硫蛋白低下。
- 銅過度及鋅、硒缺乏。
- 單碳循環障礙導致甲基化偏低。
- 發炎控制能力不足。
- 對汞、鉛及其他毒性金屬異常敏感。

治療自閉症的醫師，對以上每一個問題都不陌生，因此氧化壓力可以說是自閉症的一個特徵。此外，大多數有療效報告的自閉症療法，幾乎都跟抗氧化壓力有關。

在懷孕階段，如果胎兒遭受較多的氧化壓力，可能會改變外基因的運作，使得基因表現被改變、大腦發展受影響、免疫相關的淋巴及胸腺組織發育不足。出生後，孩童時期如果還是有持續的氧化壓力，會造成大腦皮質柱（與學習、記憶及其它認知功能有關）發育不良、大腦無法成熟、不同區域間的神

經連結受損、對毒性金屬的反應變得異常敏感，以及神經介質的活性也會受到影響。此外，氧化壓力也會直接造成神經退化（Neurodegeneration）[註15]。自閉症可能就是一個神經逐漸退化的疾病，在過程中不斷失去神經細胞跟功能，此情況在青春期後特別明顯。

一直以來，我對主流學界認為「自閉症常伴有智能障礙」的這件事感到疑惑。在和上千個自閉症病患及家屬相處過後，我發現，除了不合宜的言行跟社交能力不足外，很多自閉症的年幼患者都十分聰明。相對地，大多數的自閉症成人患者，都很不幸地有嚴重的智能障礙。亞斯伯格的成年患者是例外，他們多半持續保有頗高的智商。這些觀察告訴我們，典型的自閉症是有一個神經細胞逐漸退化跟智能退化的傾向。麥克金尼斯等人的研究顯示，自閉症孩童的大腦，確實有氧化壓力造成的傷害[125]。好消息是，假如能持續給予抗氧化劑，則此退化傾向是有可能被控制的。下列為部分抗氧化療法：

- ．補充穀胱甘肽、硒、硫辛酸、鋅、維生素 C 及 E。
- ．甲基化治療。
- ．螯合治療。
- ．促進金屬硫蛋白的製造（見附錄 C）。

將抗氧化療法與應用行為分析結合，是很有前景的治療組合。

理思必妥與大腦萎縮：自閉症患者家屬須知 [140]

理思必妥是自閉症患者常使用的一種抗精神病劑，也常被處方在自閉症患者身上。麥克拉肯（McCracken）等人研究發現，此藥可以有效地減少自閉症患者易怒跟情緒起伏的情況[141]。然而，理思必妥在孩童跟青少年身上使用的安全性，一直尚未建立，是否會對後續大腦發展有所影響也是未知。最近的 MRI 研究，有強烈證據顯示出，理思必妥會減少大腦皮質。

起先有數篇研究報告指出，恆河猴在服用抗精神病劑後，大腦灰質跟神經膠細胞都出現減少的情況[142-144]，這些發現與思覺失調病人的病理解剖發現十分一致[145]。但真正的突破，是二〇一一年由愛荷華州立大學精神科的研究人員發表的一篇報告，研究中的兩百一十一名思覺失調病人，接受腦部核磁共振的追蹤檢查長達五至十四年，結果病人的大腦萎縮情形跟恆河猴的研究相似，同時也發現，萎縮的嚴重度和服用藥物的劑量跟時間成正比[88]。這份報告引發不少爭議，因為抗精神病劑一直以來是思覺失調的首選藥物。在精神科知名期刊《Archives of General Psychiatry》中，二〇一一年時就有一篇評論指出，使用抗精神病劑的「風險與好處比」恐怕沒有原先想的那麼低，作者認為，精神科醫師應該要儘可能使用最低有效劑量，並且增加及尋找非藥物的替代療法[146]。

以上的發現，並不代表服用理思必妥的自閉症孩童，將來也會有大腦萎縮的問題，畢竟並沒有相似的研究證實。然而，考量到孩童大腦發育尚未完成，這個風險是無法忽視的。理思必妥的好處僅限於控制自閉症行為症狀，是否值得冒著大腦萎縮的風險來使用此藥，就值得三思了。

最終的戰場──大腦

我們可以透過一些療法來提升健康、排除毒素、減少發炎與緩衝氧化壓力，但若要真正改善患者的狀況，那麼我們便必須要直接治療大腦本身。我們把對大腦的治療分為兩個主要部分：

· 提升未成熟大腦細胞的發展。

· 促進神經細胞形成樹突、受器跟突觸。

直接針對大腦的治療，才是改善認知、語言、及社交能力的關鍵，但是目前著重於這部分的人依然不多將。二〇〇〇年時，我發現銅上升跟鋅下降的現象，普偏存在於自閉症患者身上，這

意味著，調控這兩個礦物質的金屬硫蛋白活性是下降的。攜銅蛋白缺乏，證明銅上升不是單純因為發炎的關係。金屬硫蛋白在大腦發育初期，扮演十分重要的角色，影響後續神經修剪、生長或生長抑制。低金屬硫蛋白與大腦發育不全有關，大腦裡金屬硫蛋白濃度最高的部位，包含杏仁核、海馬迴、松果體及小腦，而這些都是自閉症患者大腦發育最不成熟的部位。自閉症患者與一般人相較下，其體內的金屬硫蛋白含量較低。基於以上的發現，我發展出一套療法，使用氨基酸、礦物質跟維生素來提升金屬硫蛋白的基因表現，藉以增加金屬硫蛋白的合成 [147]。在我們的病患身上，這套療法有很明顯的療效。

霍姆斯（Amy Holmes）博士也做了一項獨立的研究，發現促進金屬硫蛋白確實帶來非常好的效果。然而，因為不少商業經營的檢驗所在這個檢驗項目上出錯，使得這項療法蒙上了陰影。金屬硫蛋白療法有其極限，它可能並不會直接增加神經細胞的樹突或神經介質受器。發展新的療法來有效地刺激大腦成熟，是目前的當要之急。最新研究發現，一群名為腦信號（Semaphorin）【註16】的蛋白質，可以在神經系統裡協助神經軸突的形成，使得大腦皮質柱能更有效率地形成突觸。其他研究也指出，小清蛋白（Parvalbumin）【註17】、GABA 訊息傳導及 Reelin（可以調控神經細胞遷移跟定位的一種蛋白質）都是可以提升大腦可塑性的潛在治療標的。假如我們能對這些分子及其調控的過程，有更深入的瞭解，便可以促進自閉症患者的大腦功能。

過去的啟發——沙利竇賣

大約五十年前，因為服用抗噁心藥物沙利竇賣（Thalidomide）所造成的新生兒肢體變形，給世界帶來了很大的震撼。除了身體外觀上的缺陷，其中有不少孩童同時也有典型自閉症的症狀表現。研究學者很快便發現，只有在受孕後第二十到第二十四天間服藥的孕婦，才會收到影響 [148]。因為在各個的懷

孕階段都有媽媽服用此藥,這意味著,這一段時期在自閉症形成上有特別的意義。學者認為,這可能與胚胎發展,在這段時間進行神經管關閉,但卻被藥物影響有關。【譯註1】

除了神經管關閉之外,**第二十至二十四天也是決定基因表現程度的外基因標記建立的重要階段**。這些標記一旦建立,往往是持續一輩子的。在這段時期,胎兒若暴露在毒素之中,可能會造成生理跟大腦功能的永久傷害。不幸地,這段會導致自閉症形成的黃金時間之早,很多媽媽當時可能連自己已經懷孕了都不知道。預防自閉症的一項重要措施,就是在懷孕前要對這些知識充分的瞭解。

一些自然存在的物質會改變 DNA 的甲基化或乙醯基化,藉此影響外基因調控。值得注意的是,百分之九十五的自閉症孩童都是甲基化偏低,而這可能就是此疾病的核心問題。我跟上千個自閉症家庭有過互動,之中有相當多的父母竭盡心力,主動去尋找科學上對自閉症的解答,為的就是能給他們的孩子更好的照顧。評估過三萬名患者後,我深信大多數的自閉症孩童父母都有甲基化偏低的表現,例如相對高成就、強迫特質、對細節的執著跟季節性過敏。假如夫妻有同樣的甲基化失衡,那麼小孩有外基因異

【譯註】

【譯註1】沙利竇賣事件所帶來的一項重大影響,是一九六二年時所通過的 Kefauver Harris 修正案。這個修正案要求藥廠在藥品上市前,必須要先行試驗,證明藥物的安全性及有效性,並揭露藥物可能引發的副作用。此舉的用意良善,但也導致藥物開發的成本大幅增加,很快地,只剩下幾家大型藥廠存活下來。我們都知道,大型上市公司的本質是營利導向(要對股東負責),而營養素等天然存在的物質並不能註冊為私有財(只有藥廠自行設計的分子才行),所以藥廠不可能願意花錢去證明營養素的療效。同時,為了增加營收,藥廠也會透過學術會議「鼓勵」醫師多多處方,再加上廣告推波助瀾(台灣在這部分有管制),「生病要吃藥」的概念也就根深蒂固在我們的社會中了。

常的可能性就會更高了。

有很多的證據顯示，基因的表現程度（不是基因本身）可以遺傳到下一代，這個過程叫做跨代外基因遺傳（TEI）[149]。初步的研究，已經發現了一百多個可以跨世代遺傳的外基因表現，我們預期還會有更多。動物實驗也已有強烈證據證實 TEI 現象存在，我相信在人類身上也不例外。而此很可能就是自閉症盛行率增加的一個重要因素。在受孕二十到二十四天間受到毒素干擾，所導致的外基因表現可以遺傳給下一代，尤其很多女性並未發病（女性罹患自閉症的比例較低），因此在沒有基因本身變異的情況下，帶有外基因異常的人變多了，生出自閉症孩童的機會也就跟著上升。

融合所有發現：自閉症的外基因疾病模型

許多過去關於自閉症的謎團一一解開，我們現在對這個令人聞風色變的疾病，已漸漸有一些清楚的看法了。我相信，首先，自閉症是一個基因表現的障礙（外基因障礙），證據如下：

- 甲基化異常，這也是最重要的證據。
- 嚴重的氧化壓力過度，此情況往往造成基因標記的錯誤。
- 對毒性重金屬跟環境毒物的抵抗力較低。
- 相對正常發展一段時間後才突然惡化。
- 在發病後症狀持續存在，意味著發生了永久的生理變化。
- 與古典基因遺傳不同，但同時又有相當的遺傳傾向。

甲基化偏低、氧化壓力過度以及外基因，可以說是形成自閉症的三大要素。我相信這三項要素的不幸結合，就是造成多數自閉症的主因。本質上，自閉症可以說是甲基化偏低的人，在傷害性環境因子的暴露下，導致體內氧化壓力上升，進而影響基因編程的一個疾病。

我們對困難現象的理解往往受到理論基礎的限制，這在科學史上屢見不鮮。奠基於研究的進展跟許多學者的貢獻上，我整合了一個自閉症的病理模型：

1. 易罹患自閉症的傾向，是來自子宮內形成的甲基化偏低，因為甲基化偏低使得基因表現過度、對氧化壓力的保護力下降，及對環境傷害性因子的抵抗力受損。
2. 在受孕到三歲間的某一段時間，環境的傷害性因子累積，使得氧化壓力突破一個人能承受的程度，讓 DNA 跟組蛋白的標記出現改變，也就是外基因異常，於是臨床上就出現了自閉症的症狀。隨著細胞分裂，這些標記都會被保留下來，於是症狀不會消失，甚至帶來終生的障礙。
3. 自閉症可在子宮內或在出生後開始發展，取決於環境中傷害性因子暴露的時間跟嚴重度。
4. 異常的基因標記，使得大腦無法正常發展、容易發炎並產生氧化壓力，以及體內容易生化失衡。
5. 許多基因都被影響，使得症狀的呈現不侷限於神經精神系統，而有免疫力低下、對環境變化敏感、癲癇傾向、對毒物的反應較大及行為障礙等症狀。

自閉症的長遠效應及治療機會

因為自閉症的外基因標記異常，在每次細胞分裂都會被保留下來，所以症狀不會像感冒一樣自行消失。症狀的嚴重程度跟許多因素有關，例如在氧化壓力發生前的大腦發展程度，以及外基因標記異常的數量跟種類。基於此，我認為下面三個治療取向，最有機會可以改善患者的認知、語言及行為能力。

1. 抗氧化療法

許多自閉症的症狀，都跟氧化壓力有直接關係。有效的抗氧化療法，可能可以帶來如下的好處：

- 減少大腦發炎，可以減少易怒，並提升語言、認知及社交能力的發展。
- 增加體內穀胱甘肽及金屬硫蛋白含量，可以提升麩胺酸在 NMDA 受器上的活性，藉此增強記憶力。
- 減少氧化自由基，可以增加免疫反應、蛋白質消化及避免腸道酵母菌過度增生。
- 減少氧化壓力，可以提升腸道及血腦障蔽的保護效果
- 增加金屬硫蛋白含量，可以促進神經細胞發展跟新突觸的形成。
- 減少氧化壓力，可以避免腦細胞凋亡，以及隨之而來的認知功能損害。

再次強調，為了避免自閉症患者認知功能損傷逐漸惡化，必須在醫療人員的監督下，進行強力且持續性的抗氧化治療，而這只需要一點恆心跟少許的補充品費用。

2. 矯正染色質的甲基／乙醯基比例

甲基化偏低是自閉症的特徵，它使得患者的基因表現出現異常。外基因療法，可增加組蛋白尾上 CpG 島的甲基化程度，有很大的治療潛力。許多情況下，為了達成甲基化程度的正常，需要先將乙醯基移除，然後在同樣的位置上用甲基取代。有四個酵素家族控制著甲基／乙醯基間的平衡：乙醯基化酶、去乙醯基酶、甲基化酶及去甲基酶。若為標準的甲基化反應，光是相關所需的營養素缺乏，就足以造成甲基化異常。例如，葉酸可能減少染色質上的甲基化程度，因為葉酸與組蛋白的去甲基酶作用有關。利用營養素來矯正組織酮尾上 CpG 島的甲基／乙醯基失衡，需要更多的開發跟研究關注。

3. 反轉錯誤的外基因標記

許多癌症的專家學者，積極地尋找癌症的外基因療法，因為

他們堅信，異常的基因標記跟許多癌症的產生有關。假如自閉症是一個外基因疾病，那麼外基因療法就可以有效預防這個疾病發生。例如，早期的嬰兒基因檢測，可以找出增加罹病風險的外基因標記，而將來進一步的研究，應該可以找出移除這些異常標記的自然生化療法，這是真正治癒這個不幸疾病的終極辦法，而它的重要性，絕對不亞於國家的任何重大政策。

顧爾德
Glenn Gould
1932 － 1982

── 名人小故事 ──

不管在哪，我都可以獨自一人。
I can be alone anywhere.

加拿大鋼琴家，以詮釋巴哈的曲目聞名。

顧爾德個性孤僻，不善社交，厭惡被人碰觸，同時有許多奇異的舉止及儀式化的行為，例如即使椅子已經壞掉也堅持坐同一張椅子、大熱天穿大衣、彈奏鋼琴前要用熱水浸泡雙手、彈奏時身體前後搖擺等。他終生未婚，到了晚年，離群索居到幾乎只靠電話與信件與外界聯繫。

顧爾德以上的表現跟亞斯伯格症類似，他們在智能上跟一般人無異，對自己愛好的東西則是近乎執著，或許可以說他們就是不會太在意（或不理解）別人的評價，所以才能如此專注在自己的世界中。

顧爾德幾乎不在意有沒有聽眾，三十一歲如日中天時，宣佈不再公開表演，而將餘生花在錄音室裡錄製唱片。

蘇醫師
閱讀室

/ 註 1/

廣泛性發展障礙（Pervasive developmental disorder）：泛自閉症的一種，症狀相對比較輕微。一樣有社交障礙、反覆性行為、對某些視覺刺激過度反應、無眼神接觸、語言障礙、及適應困難。

/ 註 2/

亞斯伯格症（Asperger's disorder）：泛自閉症的一種，為神經發展障礙，患者有社交及溝通的困難，有時會讓人覺得「白目」，此外，也常有一些特殊而專一的興趣。

/ 註 3/

杏仁核 - 梭狀回系統（Amygdala-fusiform system）：大腦的一個區域，主要由杏仁核及梭狀回構成。

/ 註 4/

皮質柱（Minicolumn）：大腦皮質的一個柱狀結構，含約八十至一百二十個大腦神經元，大腦據估計有兩億個皮質柱，與大腦組織化跟發展有關。

/ 註 5/

小腦（Cerebellum）：位於大腦下方，主要負責動作的控制（特別是精細、順暢的動作），注意力及語言等認知功能。

/ 註 6/

松果體（Pineal gland）：大腦內的一個小內分泌腺體，分泌退黑激素以調控生理節律，而這個大腦區位並沒有受到血腦障蔽的保護。

/ 註 7/

海馬迴（Hippocampus）：大腦顳葉內側的一個結構，與記憶形成、學習及行為等大腦功能有很大關係。

/ 註 8/

杏仁核（Amygdala）：為邊緣系統的一部分，位於大腦顳頁內側，形狀像杏仁，主管記憶及情緒反應。

/ 註 9/

酪啡肽（Casomorphin）：乳蛋白消化不完全的分解物，有類似嗎啡的性質。

/ 註 10/

羧基乙基吡咯（Carboxyethylpyrrole）：必需脂肪酸 DHA 在氧化自由基的攻擊下形成的一種化合物。

/ 註 11/

經皮（Transdermal）：投藥的一種途徑，主要是塗抹在皮膚上來讓藥物從皮膚進入體內。

/ 註 12/

歧化酶（Dismutase）：抗氧酵素，將超氧化物轉成較不具傷害性的過氧化氫。

/ 註 13/

表現型（Phenotype）：因基因或外基因，而出現的不同生理特質或表徵。

/ 註 14/

應用行為分析（Applied behavior analysis, ABA）：將行為分析系統性地運用，來改善社交行為的一個方法，被廣泛運用在自閉症的孩童上。

/ 註 15/

神經退化（Neurodegeneration）：神經細胞結構跟功能進行性的喪失，最終的結果就是細胞死亡。

/ 註 16/

腦信號（Semaphorin）：一群跨細胞膜蛋白質，協助軸突的生長跟突觸的形成。

/ 註 17/

小清蛋白（Parvalbumin）：GABA 神經元內的一種白蛋白，能與鈣結合進而調控神經細胞的興奮度及活性，對避免大腦過度興奮十分重要。

營 力
養
的 量

行為障礙及過動暨
注意力缺失症候群

大多數行為良好的孩子，體內微量金屬的濃度都在合理範圍內。
相對地，大多數具暴力傾向的孩子含量則有異常，特別是銅、
鋅、鉛、鎘。大致上來說，具行為問題的孩子體內鉛跟鎘的含
量較高，然而，體內銅／鋅含量比偏高及偏低的人各約一半，
但行為正常的小孩則沒有銅／鋅失衡的問題。

> 有很高比例的受刑人，是來自破碎家庭及貧窮區域，然而，也有不少受刑人來自良好的家庭，而他們的兄弟姐妹都是社會中奉公守法的中堅份子。許多父母表示，他們這個叛逆的孩子似乎出生時就顯得不太一樣，且會抗拒父母試圖給予的愛與教育。

導言

犯罪與暴力在美國造成的社會問題逐年增加，人們會仔細鎖上家裡的每一道門，不是沒有道理的。

美國在謀殺、攻擊、強暴及其他暴力犯罪行為的人均發生率，領先所有的已開發國家。我們花費大量經費在執法與刑事司法體系上，但我們仍有著全世界最多的監獄跟犯人，大概每三十一個美國人就有一個在坐牢、假釋或者緩刑中。即使大家都把門鎖上，這個社會改善犯罪與暴力行為的進展，就跟冰河的前進速度差不多。努力滿分，但成果卻是不及格。

我們面臨了兩個基本問題。第一，不知道為何有些兒童會變得暴力及發展出暴力傾向，但有些不會；第二，一旦開始有犯罪行為後，不知道如何幫助與矯正這些受刑人。

超過一個世紀的時間，我們都一直認為犯罪行為主要是受環境的影響，例如貧窮、兒時受虐經驗、父母教養問題及家庭破裂，這個想法在某種程度上，限制了對犯罪行為的看法。而現實上，大部分行為不當的兒童是因為體內生化失衡，使得他們容易發展出行為問題，而外在環境不佳會惡化這個問題，但問題的根本往往是源自大腦的生化失衡。

　　減少暴力及犯罪的最好辦法，就是找出反社會傾向的兒童，讓他們及早接受治療，以免他們的人生一步步邁向毀滅。如果不去落實這件事，有行為問題的孩童會逐漸變成罪犯，而美國驚人的犯罪率跟暴力行為，也將會持續不減。

　　許多世紀以來，精神醫學界一直在爭論一個議題，那就是：到底生育重要還是養育重要？二十世紀前半，大多數的人認為童年時期的社會跟情緒環境，是影響一個人後續人格特質跟精神狀態的最重要因子；但在後半葉，我們也發現遺傳性的大腦生化差異，是影響一個人罹患憂鬱症、思覺失調及其他精神疾病的另一個因子。現在，我們很清楚地知道，生育跟養育會互相影響而形塑每一個人。罪犯，就是大腦生化異常加上不當環境的結果。

監獄裡的一堂課

　　七〇年代初期時，我在伊利諾州一座高度戒嚴的監獄發起一個志工活動，在接下來的二十年間，我們的團隊接觸了數百個重刑犯。一開始，我們設計了一些娛樂性活動，協助在獄中被傷害而重病的犯人。在過程中，我們逐漸瞭解到，就像走進迴轉門一樣，大多數犯人離開監獄後還是會再犯，許多職業罪犯跟幫派分子根本無心改變。少部分人心裡渴望脫離犯罪的生活，但是結果經常是失敗的，因為許多人假釋後，不僅家人不接納他們，僱主也不願雇用他們。

　　讓這些人無法生活跟流落街頭，等於是替社會創造危險，因為他們熟知犯罪的門路，往往很快地就走上回頭路了。一九七四年，我以預防犯罪為出發點，組織了一個更生計劃，幫助服刑過的人重新融入進社會。這項計劃讓我有機會接觸到這些罪犯的家屬，這是我進行瞭解行為問題的一個開端。

　　有很高比例的受刑人，是來自破碎家庭及貧窮區域，然而，

也有不少受刑人來自良好的家庭，而他們的兄弟姐妹都是社會中奉公守法的中堅份子。許多父母表示，他們這個叛逆的孩子似乎出生時就顯得不太一樣，且會抗拒父母試圖給予的愛與教育。

他們注意到孩子似乎從會說話起就開始說謊；到了三歲就有攻擊行為，會折磨家中寵物；四歲後就會反抗父母的命令。許多後來成為罪犯的人，在上幼稚園前就被父母帶去給精神科醫師評估，六歲前開始服用精神科藥物；九歲開始進出精神科病房；十二歲就開始進出少年觀護所。許多家長也曾用體罰的方式來矯正孩子的行為，但一點用也沒有。我遇過兩個家庭都一度懷疑他們的小孩著魔了，甚至請人來驅魔。這些罪犯的父母往往是心碎的。

志工中，有大約一半是我在亞貢國家實驗室（Argonne National Laboratory）的同事，我們開始懷疑所謂罪犯是不良環境產物的說法。在當時，憂鬱症跟思覺失調，都是已知有遺傳傾向與大腦生化的異常表現。我們開始收集牢犯跟前重刑犯的血液、尿液跟組織樣本進行化學分析。這些人多半在過去都有嚴重的暴力行為，甚至有好幾個罪犯與死刑閃身而過。

剛開始的前一年，就我們的數據看來，罪犯的生化分析跟一般人並沒有太大差異。但在一九七四年，我們開始發現有暴力行為的這群人，其體內微量礦物質有不平衡的現象。在這個發現的激勵下，我們對芝加哥區域的數百個囚犯、有犯罪前科者以及具暴力傾向的小孩，進行體內微量金屬元素分析。我們發現，這些人的尿液、血液及頭髮中，有銅、鋅、鉛、鎘、鉻、錳、鈣、鎂、鈉、鉀、鋰及鈷的異常。

在亞貢國家實驗室的同意下，我進行了一項正式研究，以觀察具暴力傾向的人，與一般人在體內微量金屬含量上是否有所不同。實驗室的流行病學家朗迪（Robert Lundy）博士建議我找手

足來做比對，以排除環境因素的影響（因為是在同一個教養環境中長大）。實驗室的詹森（Ken Jensen）則是發展出一套化學分析技術，確保分析數據的準確度。而我則花了近八個月的時間，尋找家中同時有暴力傾向跟行為良好兄弟檔的家庭。

手足研究

我們的測試對象，共有二十四對同住一個屋簷下、上同一所學校的兄弟。每一對兄弟的其中一位都具有行為問題跟暴力傾向，但其手足行為良好且成績優秀。

換言之，有二十四對家庭，裡頭有二十四個惡魔跟二十四個天使，年齡分佈從八到十八歲，平均則是十五歲。我們將採集到的檢體給予編碼，實驗室與研究人員都不知道檢體來自何者。

檢體解碼後，我們發現，大多數行為良好的孩子體內微量金屬的濃度，都在合理範圍內。相對地，大多數具暴力傾向的孩子含量則有異常，特別是銅、鋅、鉛、鎘。大致上來說，具行為問題的孩子體內鉛跟鎘的含量較高，然而，體內銅／鋅含量比偏高及偏低的人各約一半，但行為正常的小孩則沒有銅／鋅失衡的問題。

我們設計了一份問卷，以釐清銅／鋅比例高跟低的孩子有無差別，結果令人玩味。大多數的高銅／鋅比孩子，像「變身怪醫」，平常行為良好，但會有陣發性的失控行為，在事後都會對自己的所做所為感到後悔。而低銅／鋅比的孩子則十分不同，他們大多數叛逆、明知故犯、沒有愛心、對動物殘暴，同時也有不少家人表示，他們的孩子對火異常著迷。低銅／鋅比的小孩符合現代精神科對反社會人格的描述[73]；相對地，高銅／鋅比的孩子則比較符合精神科診斷的間歇性暴怒障礙（Intermittent explosive disorder，IED）[註1]。

這個研究清楚地顯示出行為障礙的男性，體內有微量金屬含量異常的問題。由於想要知道該如何解釋這個現象，所以我跟同事決定再深入進行另一項研究，一方面擴大研究對象的數量，另一方面則對銅／鋅失衡的效應做出解釋。

田野調查

一九七六年時，我們著手第二項研究。我們在芝加哥找到了九十六名極端暴力的男性跟九十六名對照的正常男性。我們控制了年齡、種族及社經地位等變因，這兩組各自有三分之一的非裔美洲人、三分之一的拉丁美洲裔美國人，及三分之一的歐洲裔美國人。暴力傾向這組裡，有受刑人、前科犯、初犯及有過極端暴力行為的青少年，其中有一半的人當時還在矯正機構裡，另一半則是已回到社會。這可以協助我們評估監獄裡的飲食，與高壓環境所帶來的影響。

如同手足研究，本次研究中採樣的檢體，也都做了雙盲的處理，實驗室跟研究者都不知道檢體的主人是誰。在解碼後，我們發現暴力組中三十五人有高銅／鋅比，五十七人有低銅／鋅比，四人正常。非暴力的控制組則是有三個人有異常的銅／鋅比，剩下的九十三人皆正常。第二項研究驗證了原先的手足研究。這是一個很紮實的證據，支持異常的銅／鋅比例與暴力行為有關。

我們在美國犯罪學會上發表這兩個研究的結果，另外也登上了科學雜誌。暴力研究基金會進行了另外兩項研究，他們在加州收集受刑人跟一般人的檢體樣本。而在這兩項研究中，我們都可以單從生化分析，正確猜出百分之九十的受刑人。儘管如此，還是有兩個亟待解答的問題：

· 還有其他的生化異常與犯罪行為有關嗎？
· 如果治療這些生化失衡，我們能改善這些人的行為傾向，甚至減少犯罪率嗎？

與費佛博士合作

偉大的費佛博士在一九七六年時,開始注意到我們的研究,並且同意在他位於紐澤西普林斯頓的實驗室,幫我們做暴力罪犯進一步的生化分析。

他的第一批受試對象是五個前科犯,這些人被認為具有反社會傾向,銅/鋅比檢測都偏低。費佛發現,這五個人都有血中組織胺上升、尿液吡咯上升、鋅缺乏、偏低的銅及低精胺(Spermine,自然存在的生化產物與細胞代謝相關)【註2】。接下來的十二年間,費佛協助我們評估五百多名行為障礙患者。費佛基於檢測及生化障礙診斷結果,開立了胺基酸、礦物質、維生素來平衡生化失衡。但我們發現,這些人缺乏動機、不願配合治療,因此也就很難達到長遠的效益。然而,對於孩童來說,這個治療則是帶來一線曙光。一項開放性試驗(Open-label study)【註3】裡,一百名參與的孩童中,近三分之二的家屬都回報孩子有明顯的進步,暴力跟破壞性行為要不是停止了,就是大幅減少。

費佛博士治療的孩子中,有大約一半同時被診斷出,有學習障礙跟過動暨注意力缺失症候群(ADHD),許多家屬同時也注意到孩子的學業成績有明顯進步。一九八六年,我們開始嘗試治療有 ADHD 但行為良好的小孩,也有類似的發現。因為這些令人振奮的結果,我們在伊利諾洲創立了費佛治療中心,專門治療有行為跟學習障礙的病人。

行為障礙跟 ADHD 的生物化學

過去三十五年中,我評估了近一萬名行為障礙患者與五千六百名 ADHD 患者,並收集了近一百五十萬筆生化檢查治療。資料顯示,這兩群病人都有生化異常,特別是在礦物質的代謝、甲基化、吡咯代謝、毒性重金屬、糖代謝及消化系統吸收功能上,而這些都會進一步影響大腦。

　　如同第三章所述，銅在多巴胺轉換成正腎上腺素的過程中，扮演十分重要的角色；鋅與 GABA 功能的調控有很大的關係；維生素 B$_6$，是許多神經介質合成所需的輔因子；甲硫胺酸跟葉酸，對神經突觸的活性有很大的影響；而毒物過度吸收，則會造成大腦功能損害。我們的資料很清楚地顯示出，營養失衡是行為障礙跟 ADHD 的一項重要形成因素。

　　在一萬多名行為障礙的受測對象中，近百分之九十四有明顯的生化失衡。而剩下的百分之六則多數是有過嚴重腦傷、癲癇，或者出生過程有缺氧傷害；ADHD 這組中則是百分之八十六有生化失衡。在這兩組中，男生都比女生還多三倍。這些數據都顯示生化異常與特定行為問題或 ADHD 有關：

間歇性暴怒症（Intermittent explosive disorder, IED）

　　我的資料庫裡，有一千五百名孩童有此診斷，他們平常多半很乖，也可以配合大人的教導，但是偶爾會全然無法控制地發脾氣。家人形容他們就好像火山突然爆發，或是車子爆衝。

　　大多數情況下，暴怒約十五至三十分鐘就會結束，孩子通常會對自己的表現感到後悔，甚至會祈求別人的原諒。他們發脾氣時，也常會有肢體動作或破壞物品。大約百分之九十的 IED 孩童，有銅／鋅比例上升的情況，此外，尿液也常有吡咯上升的現象。大多數的家屬表示，在營養治療的第一週，便覺得孩子的情況略有改善，但大約要兩個月才有完全的療效。如果營養治療前有服用精神科藥物，那麼在第一到第三個月時應先不停藥，而有百分之八十的家屬表示，後續慢慢停藥後，孩子都能維持良好的狀態而不復發。

對立反抗性疾患（Oppositional-defiant disorder, ODD）

　　孩子從兩歲起，就不知為何有「什麼都反對、什麼都不配

合」的傾向。家屬多會說自己的小孩頑固、叛逆、控制欲強、好辯，一些家屬甚至表示，如果不順著孩子，就算一點小事也會引起世界大戰。ODD 的兒童通常有人際困難，因為他們習慣發號施令。此外，他們的學業成績落差很大，這通常取決於他們是否喜歡那名授課老師。ODD 的孩童有一半發生過肢體暴力，另一半則只有語言上的口無遮攔。

典型的 ODD 生化特徵是甲基化偏低，想知道是否有此情形，只要透過血液檢查評估 SAMe/SAH 比例、組織胺濃度跟嗜鹼性白血球技術，就可以簡單得知，這個生化失衡，與低多巴胺及血清素活性有關。ODD 的精神科用藥，通常是中樞神經興奮劑，例如利他能等，或者是抗憂鬱劑，用意都在增加神經介質的活性。但我和同事則發展出了營養療法，使用甲硫胺酸及 S- 腺苷甲硫氨酸，並迴避葉酸及膽鹼來達成下列兩個目的：

 ・增加血清素及多巴胺腦中含量
 ・減少神經介質回收器的形成

接受此治療的孩童，有很高的比例可以在停藥後依然保持行為的穩定度。此療法的困難點在於，甲基化偏低的人會有無法配合治療的內在傾向。

行為障礙（Conduct disorder, CD）[註4]

行為障礙是一種混合行為與情緒症狀的疾患，十八歲以下的孩童中，約有百分之九的男生跟百分之二的女生有此問題，這些孩子常會出現侵略性行為跟無名的暴怒。

他們有許多違反常規及破壞性的行為，例如對人或動物有暴力傷害行為、破壞公物、偷竊、逃學及逃家。許多兒童在童年早期就有霸凌的情況，並喜歡打架。使用酒精及毒品，或者很早就開始有性行為，也是這群孩子常有的現象。易怒、無法控制脾氣及低自尊，則是他們的人格特質，此外，無法聽從指示跟叛逆

也是。行為障礙的典型生化特質，是嚴重的吡咯代謝障礙，加上甲基化偏低。

反社會性人格（Antisocial personality disorder, ASPD）

這群人常被認為喪心病狂或精神有問題。他們在還小的時候，較常有尿床、虐待動物及喜歡玩火（甚至到著迷的程度）的情況。大多數在四歲前，就有違逆、不聽從大人指示的情形發生，十歲前就有明顯行為問題。許多患者最後成為道上兄弟，一輩子脫離不了犯罪與暴力。

我在監獄當志工的十八年間，與超過兩百多名有此診斷的受刑人有密切接觸，觀察出他們有如下特質：

- · 自我中心——幾乎完全不顧也不在意他人的感受。
- · 很能主動與人建立關係，很會說話。
- · 高性慾。
- · 容易發怒，特別是在喝酒後。
- · 對疼痛忍受度高。
- · 藐視法規與社會規範。
- · 毫不思考地使用高危險性的毒品。
- · 藐視一般人，覺得他們是懦夫。
- · 衝動行事，未考慮後果。

其他非暴力的行為障礙

我的資料裡，有一千名具嚴重行為障礙，但沒有肢體侵略行為的病人。他們大多數學業跟職場表現不佳，有說謊、偷竊跟詐騙的行為。研究顯示，這些人對營養治療反應良好。大多數非暴力型行為障礙，可分為下列三個生化分型：

- · 營養吸收不良，缺乏大部分的維生素、礦物質跟胺基酸。
- · 血糖調控障礙。
- · 非暴力，而有甲基化偏低的對立反抗性疾患患者。

ADHD 的生物化學

ADHD 是一群不同學習障礙的泛稱。我的資料庫中有五千六百名 ADHD 患者，其中百分之七十五有過明顯的行為障礙。ADHD 有三個主要的亞型，各自有不同的生化特質[73]：

1. 注意力缺失為主

這些人的智商也許正常或比常人還高，但是專注力跟持續度很低，他們的腦袋多是天馬行空地運轉著。在學校，要他們安靜地坐著並不難，但他們很少對課堂上的東西感興趣，因此實際上多半在做白日夢。

這些孩童多半有很好的行為自制力及社交互動能力，但就是成績不好。這樣的孩童中，有超過一半缺乏葉酸、維生素 B_{12}、鋅及膽鹼，在適當的補充後，他們的專注力都會進步。注意力無法集中的另一個原因，是對非常聰明的小孩而言，一般的課程可能在智能上不夠有挑戰性，因此他們會感到無聊，對這類的兒童，需要有足夠難度的東西，才能吸引他們的注意力。

2. 衝動跟過動為主

這些人似乎停不下來，並且常容易分心，做事持續度很低。因此，不管智商如何，他們的學業成績往往表現不佳。這類型兒童的生化特色，是體內重金屬代謝障礙，使他們容易有銅過度跟鋅缺乏的情況。

在第三章中，我們有提過，這樣的銅／鋅失衡會造成低多巴胺、高正腎上腺素、高腎上腺素活性。利他能等中樞神經刺激劑，可以有效率地提升多巴胺的活性，並且改善學業成績。然而，運用營養治療來平衡銅鋅，通常可以達到一樣的效果，而且不會有失去食慾、成長變慢、類妥瑞氏症狀及人格改變等藥物副作用[107]。

　　有趣的是，很多人不知道，利他能跟古柯鹼有類似的作用機轉，都會阻斷多巴胺回收器的作用，使得多巴胺在神經突觸的作用時間拉長。古柯鹼因為可以快速提升多巴胺，而且又能產生強烈的欣快感，故成癮性很高；利他能在一般口服的情況下，多巴胺活性只會緩慢上升，因此比較不具有成癮性。

3. 合併過動 / 衝動及注意力缺失

　　這是整個症候群裡佔最大比例的，通常比第一及第二亞型要來得嚴重，對學習的干擾也比較明顯。這個族群的患者有多種生化障礙的可能，精準的實驗室分析對診斷跟治療十分重要。

　　大約百分之六十八的患者，有很厲害的銅 / 鋅比例上升，把體內微量元素矯正後，過動跟注意力不足就會大幅度改善。其他患者則是有甲基化異常、毒性元素過度、吡咯代謝障礙等行況，同樣地，也需要靠尿液跟血液檢體，來協助達成診斷。

　　追蹤研究顯示，一個人的生化傾向，可以成為持續一輩子的特質，意味著這與基因或者外基因有關。許多情況下，生化失衡的症狀，在嬰幼兒時期就已經相當明顯。一個人的健康，同時受體內生化失衡跟環境因子的影響，例如，假設一名有輕微 ADHD 傾向的兒童，有良好飲食、在關愛的家庭中成長、沒有經歷創傷事件，那麼他就會健康的長大。

　　然而，如果是一名有著跟謀殺犯一樣嚴重生化障礙的孩童，除非這個生化失衡有被矯正，否則其將來成為罪犯的機率會很高。諮商或者好的養育環境，對輕到中度的行為障礙或者 ADHD 有不錯的效果，但是如同我們一直強調的，嚴重的生化障礙沒有辦法被「愛的教育」所改變，矯正生理上的生化障礙才是重點。憂鬱症也一樣，好的環境跟諮商會有幫助，但是嚴重生化障礙導致的憂鬱傾向，需要積極的治療。不僅如此，所有患者都應該要接受個別化的治療。

　　長久以來，環境因子被視為是導致行為不良的主因。但我們的研究結果告訴我們，生理條件一樣重要。大多數情況下，行為背離社會常規，是生理因子造成的傾向，加上不良環境誘發所致。

營養治療的結果

　　有時要評估一個新治療的療效並不容易，特別是在目前的醫療習慣下，病患回診的時間間隔總是很長。百分之五至十的病患會寄來感謝卡，讓我們知道，他們有不錯的進展，但問題是，其餘的百分之九十到九十五呢？

　　許多治療都會有安慰劑效應（Placebo effect）【註5】，就算治療本身沒有效果，病人依然可能覺得有幫助。對一個大群體做突擊式的抽樣評估，或許可以比較忠實地反應整體的效果。

　　自從一九七六年起，我陸續進行了十多個研究，評估營養治療對行為障礙及 ADHD 的療效。早期我們讓大約數百名的病人進行營養治療，並收集資訊來評估治療成功率、副作用及遵從性，結果如表 8-1。

　　其中一個重要的發現就是，對於年紀小的孩童此療法十分有效，但若超過十四歲，則隨年紀增加效果越來越差。而對濫用古柯鹼或任何毒品的病患，則是幾乎都完全看不出療效，對飲酒過度者的效果也是如此。另一個可能造成效果不佳的原因，則是多年的不良行為，已經形成了根深蒂固的負面自我形象。到了一九八五年，我們就把注意力從成年的受刑人轉到有行為障礙的孩童了。

　　早期的研究也指出，補充品的數目跟味道，會大大影響病人的遵從性。在二〇〇三年，我們將多種補充品打錠，或是放在同一顆膠囊裡，減少病人服用補充品的顆數，此外，添加一些天然物質，如香草，可以有效掩蓋某些補充品令人不適的味道。以

表 8-1：早期對行為的觀察（一九七八至一九八八）

大約百分之六十五的家屬，都回報個案在行為上有改善，特別是年紀較小的小孩。
百分之八十的十四歲的兒童行為有進步，超過一半不再有暴力行為。
過去有經常攻擊性暴力行為的嚴重個案，有較好的效果。
大多數被診斷為對立反抗性疾患的患者，有甲基化偏低的情況。
大約三分之二 ADHD 的小朋友有血清銅／鋅比例上升的情況。
許多家庭都表示個案不願意配合，超過百分之十根本連嘗試也不願意嘗試。
大約百分之十五的兒童表示，假如在空腹的情況下吃補充品，偶爾會有噁心或者腹痛的情況。

上都可以改善病患服用補充品的遵從性。

　　另外，我們也發現，如果能導入責任護士系統（primary nurse system），讓每一位病患都有一名專門負責的護士來協助跟指導家屬的話，病人的遵從度也會比較好。

二○○四年的成效研究

　　二○○四年時，我們發表一份針對兩百零七名行為障礙病人進行營養治療的成效研究報告[150]。我們收集病史，進行九十種生化指標分析及記錄身體理學特徵，再針對每一種生化失衡給予標準化的治療，並追蹤了四到八個月的時間，以記錄治療前後暴力及破壞性行為發生的頻率。

　　兩百零七名受測對象，在試驗前都有行為障礙或 ADHD 的診斷，其中有一百四十九名男性及五十八名女性，大部分都有過非常厲害的暴力行為。百分之九十五在接受營養治療前，都有接受

過行爲治療、諮商或心理治療；百分之八十五有使用過利他能、抗憂鬱劑或其他精神科用藥。所有的個案在進入這個研究時，都還有明顯的行爲問題。其中最常發生的生化失衡，跟相對應的治療如下：

銅／鋅比上升

約百分之七十五點四的病患，有銅上升而鋅下降的情況。與此失衡相關的表現，包含了陣發性的暴怒、注意力缺失、過動。治療的方法則是補充鋅、穀胱甘肽、硒及半胱胺酸，來提升體內金屬硫蛋白製造所需的材料，同時合併服用可以促進金屬硫蛋白製造的營養素，如維生素 B_6、C、E。

甲基化偏高

大約百分之二十九點五，有血清組織胺下降的情況（而組織胺下降意味著體內甲基過多）、甲基相對於葉酸含量偏高、過多的多巴胺及正甲基腎上腺素。此失衡的表現是焦慮、偏執（多疑）及憂鬱，治療營養素是葉酸、維生素 B_3 及 B_{12}。

甲基化偏低

約百分之三十七點七，有血清組織胺上升的情況（組織胺上升意味著甲基偏低）及偏低的甲基／葉酸比。此失衡的表現是憂鬱、季節性過敏、強迫傾向、高性慾及低血清素。治療爲甲硫胺酸、鈣、鎂及維生素 B_6、C、D。

───【譯註】───────────────────────────

【譯註1】吡啶甲基鉻（Chromium picolinate）：又被稱爲糖分耐受分子（glucose tolerance factor），鉻可以改善細胞膜上胰島素受器的敏感性，使得胰島素效用增強，進而增加血糖的穩定度。

吡咯代謝障礙

約百分之三十二點九，有此生化障礙。吡咯上升與先天吡咯代謝異常有關，但此外，紫質症、重金屬、有毒物質及其他會增加氧化壓力的情況，都有可能造成吡咯上升。此障礙會導致維生素 B_6 跟鋅嚴重缺乏，表現就是抗壓性低及暴怒。治療則是給予維生素 B_6（pyridoxine 及 pyridoxal-5-phosphate）、鋅及維生素 C、E。

重金屬過量

百分之十七點九，有鉛、鎘等重金屬上升的情形，不只造成行為障礙，往往也影響學習（因此學業表現不佳）。治療則是給予鈣、鋅、錳、維生素 B_6、硒及其他的抗氧化物，以提升身體排除重金屬的能力。

血糖控制異常

百分之三十點四，有低血糖的傾向。這或許不是直接造成行為障礙的原因，而是惡化行為表現的因子。治療則是給予吡啶甲基鉻（Chromium picolinate）[譯註1]及錳，同時做飲食調整。

吸收不良

百分之十五點五，有消化吸收不良的現象，導致全面性的胺基酸、維生素、礦物質缺乏。表現為易怒、衝動，然後成就相對於能力不成比例地低。消化不良的原因有許多，如低胃酸、酵素不足或者酵母菌過度增生。治療則是給予調控胃酸分泌、消化酵素製造的營養素、生物素及益生菌。

治療的效果

治療能否成功，跟病人的遵從性有很大關係。例如，要一個對立反抗性疾患的青少年，聽話配合服用補充品簡直是難如登

天。兩百零七人當中，僅有百分之七十六在追蹤的過程中，有持續配合接受營養治療。而不配合的人當中，更是有一半連服用一次都不願意。配合病人的治療效果，整理如圖 8-1 及 8-2。

圖 8-1：配合治療者的治療結果（攻擊行為組）

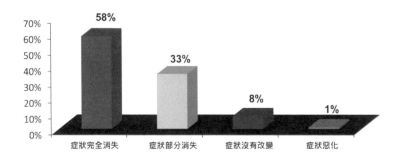

圖 8-2：配合治療者的治療結果（破壞行為組）

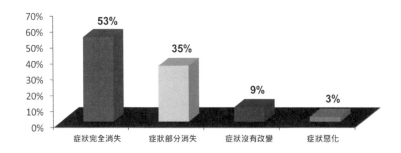

　　有百分之九十一的家庭，回報暴力行為減少，其中百分之五十八更表示，完全沒有再發生過暴力攻擊行為，或是破壞物品的行為（圖 8-2）。

　　這些結果很清楚地告訴我們，對於暴力行為的控制，營養治療是有效的。統計效力 p<0.001，意味著攻擊跟破壞性行為的減少，不太可能跟營養治療無關。最好的效果出現在十四歲以下的孩童上，或許與這個年紀的兒童比較少沾染藥酒癮，或者還沒有形成根深蒂固的負面自我形象有關。

城內學校計劃（Inner City School Project）

　　我們針對芝加哥貧民區一所小學的三十三名孩童，提供免費的檢測跟營養治療。年齡從五歲到十四歲，其中大多數被診斷有嚴重的 ADHD 或行為障礙。負責挑選學童的，是學校的特殊教育老師，他們同時負責評估治療前後的學業跟行為表現。整個流程包含疾病史的收集、身體檢查以及完整的生化檢驗。我們把整個流程簡化，並將成本壓低到每名學童的花費為三百美元。由於家屬都十分積極跟配合，故僅有三名學童沒有辦法完成治療。這個為期兩年的計劃，是由美國遊憩基金會（National Recreation Foundation）贊助。

　　有十四名患有 ADHD 的學生接受治療前後的評估，此評估包含了愛荷華基本技能測驗跟老師的報告。根據學校的特教老師，這些學童有約百分之七十一在學業上有明顯進步，其中有些甚至可說是不可思議。一名九歲的小女孩在治療半年後，愛荷華基本技能測驗從十三百分位進步到七十一，數學成績表現從三十六進步到五十一百分位。老師跟家長驚呼：「簡直變了一個人！」。另一名七歲的小女孩也同樣變得較冷靜跟專心，愛荷華基本技能檢驗跟數學也有長足的進步。其中只有四位 ADHD 學生學業表現沒有變化。

　　此外，根據學校特教老師，十六名行為障礙的學生裡，有十三名出現改善。其中有好幾位完全不再有攻擊性行為。一名因屢次行為失控，而被留校察看許多次的十三歲男孩，在治療後變得冷靜且

不再有暴怒的情況。此外，他也順利地停用利他能，同時維持行為穩定。一名六歲孩童，原本在學校總是對其他小孩有攻擊性行為，在治療後也完全停止。許多原本擔心孩子將來會誤入歧途的家長，都十分滿意治療的效果。平均來說，這些內城兒童的治療成效，比起富有城區或郊區的小孩要來得好。過去很長一段時間，我們都知道城內貧窮的區域是犯罪的溫床。這個計劃告訴我們，個別化營養治療，或許是防範這些具高風險的孩子，將來變成邊緣人的好方法。

營養治療療程

學業表現進步需要的時間比行為改善要長。**矯正營養失衡並不意味大腦就會自己學習**，但是如果孩子願意，學習效率會好很多。不管是學業或者行為，進步的速度，部分都取決於孩童的失衡類型。最快的是吡咯代謝障礙，通常幾天內就會變化；最慢的則是甲基化偏低，一般來說需要三十至六十天的治療才慢慢有成效。有三個因子會減緩治療的反應速度：

· A 型血型。
· 吸收不良。
· 低血糖。

如果以上三者都有，那麼治療有可能需要半年以上，才會開始有起色。如果是 ADHD，孩童一般需要三個月來達到完全的效果，但成人反應比較慢，通常需要半年以上。行為障礙的病人，通常在治療後兩週開始改善，然後在兩個月達到完全的效果，成效研究顯示，行為障礙的孩童，在所有的受測對象中進步最快，效果也最好。

外基因學與犯罪防治

重罪罪犯有很高比例是反社會人格，這些人同時也是謀殺、性侵害跟職業罪犯的主要份子，戀童癖及特殊性癖好（例如戀屍癖）同樣也會造成社會不安。

本書第四章也已提過，根據我的資料，這兩大類的人都符合外基因異常的特徵。這暗示，或許外基因研究，有機會找出與犯罪行為相關的基因表現錯誤。如此，我們就可以在小孩出生後做血液篩檢，再施與外基因治療來預防嚴重的行為障礙，這是犯罪防治領域的重大發現，對全世界的孩童與家屬可能帶來大量潛在好處，因此，犯罪行為的外基因研究刻不容緩。

多年來，學者都在爭論著生養與教養對暴力、犯罪及行為情緒的影響孰輕孰重[151]。行為障礙患者，有很高的比例具有生化異常，矯正後行為多會出現大幅度改善，這讓我們相信，生理條件對人類行為有很大的影響力。能否有效地預防犯罪，有很大一部分仰賴於，能不能對高風險的兒童進行治療，以矯正大腦的生化異常。如何評估這個想法是否有用，會需要：

· 雙盲與安慰劑控制的試驗，以判定治療的效果。
· 長期追蹤研究，以確定治療後的效果是否是持續性的。

營養治療這個方法不僅相對便宜，還可以減少犯罪與暴力、避免受害者苦難，同時也可以省下無數金錢。

麥克・菲爾普斯
Michael Phelps
1985 －

名人小故事

> 我不去預測能否創造歷史，但沒有什麼是不可能的。
> I won't predict anything historic. But nothing is impossible.

菲爾普斯是美國游泳選手，目前史上最多奧運金牌的記錄保持者。

七歲時，老師發現他完全無法集中注意力，且老是去拿同學的東西，醫師評估後認為他有過動症。他的母親雖然憂心，仍決定協助菲爾普斯學習面對這個狀況，例如當他抱怨有多痛恨書本時，他的母親便會拿他有興趣的刊物（通常跟運動有關），鼓勵他識字與閱讀。

其母發現他在做數學時相對較為專心，於是請了家庭老師來指導他，並且用他會感興趣的方式來引導他學習（例如：如果一秒鐘游三公尺，那麼五百公尺要游多久？）。

原先，菲爾普斯的母親讓他去游泳，只是為了消耗他用不完的精力。但隨著時間過去，菲爾普斯愛上游泳，並且變得越來越自律，並在十二歲時停止服藥。

蘇醫師
閱讀室

/ 註 1/

間歇性暴怒障礙（Intermittent explosive disorder，IED）：一種行為障礙，特徵為對小事不成比例地大發脾氣到無可控制，事前可能一點預兆都沒有。

/ 註 2/

低精胺（Spermine）：一種天然多胺，與細胞代謝、DNA 的合成及穩定性有關。

/ 註 3/

開放性試驗（Open-label study）：臨床研究的一種方法，治療者跟被治療者都知道誰接受到治療。

/ 註 4/

行為障礙（Conduct disorder, CD）：精神科的一種障礙，主要表現為反覆地侵犯別人的權利，語言或行為上的侵略性，對人或動物殘酷的行為，破壞、說謊、翹課、偷竊等。

/ 註 5/

安慰劑效應（Placebo effect）：研究中的受試者在與治療無關的情況下出現改善，可能是出於對治療的期待，或者實驗過程中未知的環境變化。

營 力
養
的 量

chapter

09

阿茲海默症

金屬硫蛋白需要足量的穀胱甘肽跟硒才能發揮效力，我常說這三個就像抗氧化物的三劍客。負責製造金屬硫蛋白的基因，能否正常運作，則是受到體內有沒有足量鋅的影響，而大多數阿茲海默症病人都有鋅缺乏。硒、輔酶 Q10 及維生素 C、E 等，這些曾被拿來治療阿茲海默症的抗氧化物，都比不上金屬硫蛋白。

> 第一位接受治療的病人，是一位來自明尼蘇達的女士，她患有阿茲海默症，且自二○○○年起就住在護理之家，她記不得她的孫子，對所有事物都漠不關心。接受治療兩個月後，家屬注意到她記憶力有所改善，且已經可以認得孫子，也注意到她不再易怒、較少抱怨不舒服，還會主動去購物，她在過世前的最後幾年生命裡，都保有穩定的心智功能。

導言

一九○五年時，德國精神科醫師阿茲海默，對一名早發性認知功能退化的女性進行病理解剖。他發現該患者大腦皮質有三分之一退化消失，留下的是一些細胞外的蛋白質堆積（Plaque，斑塊）【註1】，及纏繞在一起的細胞碎片。

在阿茲海默醫師之前就有類似的報告，但是他做出了更詳盡更精細的病理觀察 152。當時他在知名精神科醫師克雷柏林（Emil Kraepelin）的實驗室工作，克雷柏林最為人所知的貢獻，便是對躁鬱症做出定義。一九一○年，克雷柏林出版了《精神醫學手冊》（Handbook of Psychiatry），其中，他將早發性失智命名為「阿茲海默症」，以表彰阿茲海默醫師的貢獻 153。

一百多年後的今天，我們對阿茲海默症的了解依然有限，同時也沒能有任何真正有效的治療。這個會不斷惡化的致命大腦疾病，影響了約四百五十萬美國人，早期的病徵包含嗅覺退化跟無法儲存短期記憶。隨著大腦細胞不斷死去，病人的日常生活功能也急劇下降。一些失智症用藥，如 Aricept（台灣藥品名為愛憶欣）能讓部分患者有較佳的認知功能表現，但最多維

持四到十二個月，這意味著這些藥物並無法阻止大腦細胞死亡，且從診斷到死亡的時間平均是七年。許多病人在發病初期，會嘗試隱藏症狀。我曾評估過一位友人的先生，乍看之下，他的言談並沒有什麼認知功能退化的跡象，但是仔細評估下，卻發現他以為美國總統還是杜魯門（一九五三年卸任），而當時都已經是二〇〇七年了（應為小布希總統才對）。對許多人來說，特別是長者，阿茲海默症令人聞風喪膽不是沒有原因的。目前的人口在八十五歲時，會有三分之一罹患阿茲海默症。疾病晚期會十分辛苦，病人無法認得家人，情緒上也會變得憂鬱、焦慮、易怒，生理狀態更是日漸惡化。

阿茲海默症的病程

1. 潛伏期

　　許多病人在有明確病症出現前的許多年，就開始有一些細微的變化。最常見的包含，對日常事物失去興趣，及心思敏捷度下降。這個情況常稱之為輕度認知功能障礙（mild cognitive impairment, MCI）。

2. 初期

　　往往要到有明顯的短期記憶障礙，才有足夠的臨床表現來確診阿茲海默症，然而，此時對於過去較久以前的記憶依然相對完整。另外，這段期間也可能會有言語上的變化，例如詞彙減少及溝通技巧下降。

　　臨床上廣泛被使用的簡式心智功能評量（Mini mental state examination, MMSE）[註2]，就是用來協助評估病人的認知功能狀態，裡面包含從一百連續減三，及模仿畫出一個五角形等簡易測試。另一項更精準的測試，是劍橋神經精神測試（Cambridge Neuropsychological Test Automated Battery，

CANTAB）【註3】155。在這個階段，大多數病人都還能享受生活，日常生活也多半可以自理，但是涉及複雜思考與邏輯的複雜事務，則需要家人的協助。

3. 中期

神經元死亡已經擴及整個大腦，病患沒有辦法自理生活大小事。記憶力持續惡化，不論是自己的孫子或者新結交的朋友，都開始無法認得，閱讀跟書寫的能力也逐漸消失，並出現易怒、無目的的遊蕩（或一直往外跑）、跌倒及侵略性行為（激動），讓家人開始覺得照顧困難。

大概三分之一的阿茲海默症病人，會有妄想跟尿失禁的情況。大多數家屬心力交瘁後，只得被迫將病患送至長期照護機構，雖然這讓家屬感到心碎，但病患本身的狀況可能已經差到連自己被送到機構都不知道。

4. 末期

最後的階段，病患需完全依賴照顧者的協助才能過生活。隨著疾病進展，許多病人面無表情、不大言語，對來訪的家人朋友沒有回應。臥床、大小便無法控制，甚至無法自己吃飯。這些病患最後往往不是因為阿茲海默症本身死亡，而是因為感染、呼吸道等其他問題 156。

基因的角色

雖然阿茲海默症的原因不明，但我們知道基因與外基因扮演相當的角色。阿茲海默症有兩種分型，而這些分型都有各自的基因連結。家族性阿茲海默症常在四十到五十五歲間發病，約佔整體患者的百分之五，原因則是因為負責製造早老素1、早老素2（Presenilin 1, 2）【註4】或澱粉樣蛋白的基因出現變異。晚發型阿茲海默症佔整體患者的百分之九十五，多在七十歲後發病。

一九九三年時，杜克大學的研究人員發現，脂蛋白元 E（ApoE proteins）【註5】異常是晚發型阿茲海默症的重大危險因子，這個蛋白質由兩百九十九個胺基酸構成，並有三個異構物（Isoform）【註6】：E2、E3 及 E4。E3 與 E2 幾乎完全一樣，除了結構中的一個胺基酸從半胱氨酸換成精氨酸，而 E4 則是有兩個半胱氨酸被換成精氨酸。E2 得到阿茲海默症的機率最低，E3 居中，E4 最高。一個有 E4 對偶基因（Allele）【註7】的人，七十五歲時會罹患阿茲海默症的機會，是沒有 E4 基因的人的十到三十倍。然而仍有許多具 E4 基因的人，到了老年並沒有得到阿茲海默症，此外，有百分之四十的阿茲海默症患者並沒有 E4 這個基因。

我們可以透過基因檢測，知道自己的基因型是否有 E4，但沒什麼人想做這項檢驗，因為就算知道有 E4 這個基因，也不知道該怎麼治療。我們可以這麼總結，E4 基因僅代表罹患阿茲海默症風險的增加，而非註定會生這個病，在其他危險因子的控制下，可以減少罹患此症的機率。

危險因子

下列的危險因子，會增加罹患阿茲海默症的風險。

·年紀

二十世紀初，人類平均壽命不過四十五到五十歲，很少人老到足以得到阿茲海默症。過去有一段時間，學者並未注意阿茲海默症跟老年間的關聯。一九六〇年時，因為腦細胞類澱粉樣蛋白斑塊（Amyloid plaque）【註8】等明顯病理特徵，英國的研究人員才發現絕大多數的老人失智，是因為阿茲海默症 159。我們現在知道，百分之九十的阿茲海默症患者都在七十歲後才被診斷出來。隨著年齡增加，罹患此病的機率也快速提升，約三分之一八十五歲以上的長者，有程度不一的阿茲海默症。比較出乎意料的是，九十歲後罹患阿茲海默症的風險反而下降。

・腦傷

研究顯示，腦傷與阿茲海默症有強烈關聯，特別是反覆接受腦部撞擊的人，如拳擊選手或足球員。一九九三年，英國醫學會發表證據，指出拳擊選手得到阿茲海默症的風險高於常人，有些甚至在四十歲前就發病[161]。奎利家族的三個拳擊手成員就是很好的例子，他們都罹患嚴重的阿茲海默症，其中包含曾一度挑戰世界冠軍的傑利奎利（Jerry Quarry）。他的家屬因此成立基金會，致力阿茲海默症的研究。

・教育水準

二〇〇八年，華盛頓大學的科學家研究指出，高教育水準的人罹患阿茲海默症的風險較低。這項研究是透過腦部的正子掃描來評估大腦細胞的斑塊形成。數據顯示，沒有完成高中學業的人，比起完成大學學業的人高出四倍的風險。最近的一項研究指出，雖然高教育水準會延緩阿茲海默症發作的時間，但是一旦發病，病程卻來得比較兇猛[163]。

・益智活動

有三項研究指出，益智遊戲（如橋牌、拼圖、或學習新的語言）可以減少罹患阿茲海默症的風險。反過來說，久坐在沙發上看電視對大腦健康是不利的[164]。

・運動

規律運動可以減少阿茲海默症風險。這可能是間接受益於心血管健康的改善及體重的下降。

・血管狀態

阿茲海默症初期病兆，在大腦中的發生位置都與血管很靠近，此外，有研究指出，許多心血管疾病會增加阿茲海默症風險，

例如中風、高血壓、低血壓心房顫動（Atrial fibrillation）[註9]、粥狀動脈硬化（Atherosclerosis）[註10]及血液同半胱氨酸上升等[166]。

·飲酒

有一項值得玩味的研究發現，適量的飲酒相對於完全不喝酒，竟可以減少阿茲海默症的發生機率。而在哥本哈根心臟疾病研究中，發現紅酒特別有效[167]。對於沒有酒癮的人，建議每天飲用一到兩杯紅酒。但是證據也指出，若大量的飲酒，那麼就算是紅酒，也會增加阿茲海默症的風險。

·生理疾病

糖尿病與自體免疫疾病都會增加風險。特別是第二型糖尿病與胰島素阻抗，都跟阿茲海默症有很強的關聯[168]。[譯註1]

·毒性金屬

有證據顯示，鋁、汞等毒性金屬與阿茲海默症有關[169]。其中汞特別受到矚目，有些研究資料顯示，汞暴露與罹患阿茲海默症間的關係為正相關，也因此，建議補牙時如果有用到汞化合物的話，應該予以移除。此外，汞會增加氧化壓力，而氧化壓力與阿茲海默症息息相關。補牙用的汞合金，在填補過程中會被加壓塑型而揮發，揮發出來的汞是十分容易被肺吸收的。但也有資料顯示，汞合金補牙跟阿茲海默症沒有明顯關聯，美國牙醫學會就極力否認汞合金會增加阿茲海默症風險。而另外一個汞暴露的來源則是流感疫苗。

---【譯註】---

【譯註1】有學者認為胰島素阻抗是失智症的主要病理機轉，甚至將阿茲海默症視為血糖調控異常的一種表現，而稱之為第三型糖尿病。

· 營養不良

老人家常有營養不良的問題，鋅及維生素 A、C、E 低下，導致身體氧化壓力增加，而許多研究顯示，氧化壓力與阿茲海默症的發生有很大的關聯[170]。此外，血中同半胱氨酸上升也是一個重要的危險因子，導致同半胱氨酸上升的常見原因，有葉酸及維生素 B_{12} 缺乏[171]。均衡有品質的飲食，也是預防阿茲海默症重要的一部分。

阿茲海默症的病理假說

1. 膽鹼（Cholinergic）[註11] 理論

此理論在八○年代及九○年代初很受歡迎，也是目前阿茲海默症用藥的藥理根據。根據這個理論，阿茲海默症是由於大腦細胞內乙醯膽鹼耗竭所致。此神經介質，與記憶形成有很大關係，而在阿茲海默症病人身上嚴重不足。

但為何會有乙醯膽鹼不足的情況呢？有人認為是因為調控乙醯膽鹼製造的酵素（choline acetyltransferase 及 acetylcholine esterase）不足。多年來，一般認為此酵素的活性低下，會造成腦細胞功能障礙，甚至引發細胞死亡。

可是，進一步的研究發現，阿茲海默症要到晚期才會有酵素活性不足的現象。這是個很有力的證據，告訴我們膽鹼理論，並沒有辦法解釋為何阿茲海默症會發生，換言之，乙醯膽鹼跟相關酵素低下，只是結果，而不是原因[173]。愛憶欣這類提升乙醯膽鹼活性的藥物，目前依然被廣泛使用，用以提升病人的短期記憶力。

雖然這些藥物，或許能夠帶來四到十二個月的功能改善，但是大腦細胞持續死亡的情況，並沒有因為服用藥物而停止。

2. 類澱粉樣蛋白沈積理論

這是目前最主流的理論，因為阿茲海默症大腦斑塊的主要成分是乙型澱粉樣蛋白（beta-amyloid）[174-175]，研究人員發現，這種蛋白是分泌酶（Secretases）[註12]把澱粉樣前蛋白（amyloid precusor protein, APP）切割後的產物，但這個現象為何會發生，以及有何因子會影響這個反應，科學家正積極研究中。乙型澱粉樣蛋白很容易在腦細胞外互相糾纏在一起，就像一團義大利麵一樣。學者認為，乙型澱粉樣蛋白的過度產生跟聚集，是造成腦細胞壞死的關鍵過程。

有不少治療策略，因為這個理論而發展出來，但目前都仍停留在實驗階段，尚未被大規模運用到臨床上，例如：刺激病人的免疫系統來加速斑塊清除。施打疫苗來減少斑塊形成與改善老鼠認知功能，已經在實驗室有初步成果[176]，但可惜在人體試驗上出現厲害的副作用。

二〇〇九年的一項研究中，在八十名自願受試者身上使用另一種疫苗，發現疫苗可以大幅甚至完全地減少斑塊，但是斑塊減少，似乎沒能改變後續細胞死亡跟病程的發展，這意味著，斑塊可能是阿茲海默症的結果而不是原因[177]。另一個策略則是抑制分泌酶，以阻止它切割澱粉樣前蛋白，這樣就可以阻止澱粉樣蛋白的沈積。許多藥廠正在研發分泌酶抑制劑，以預防阿茲海默症。

3. 濤蛋白理論

這也是一個很受矚目的理論，濤蛋白（Tau protein）[註13]的主要功能，在維持跟穩定細胞內部的結構。例如神經軸突裡就有許多像吸管一樣的微管，一根接一根的接起來。微管也協助細胞運送囊泡及酵素，而濤蛋白就是這些精細結構能否維持的重要成分。阿茲海默症病人的濤蛋白在結構上出現改變，黏在一起而失去正常功能，微管於是崩解，形成團塊。

最後的結果就是，細胞內營養素等物質無法正常運送，最後死亡。圖 9-1 就是阿茲海默症患者腦細胞的病理變化，可以看見斑塊在細胞外形成的情形。雖然目前還沒有治療，可以有效處理濤蛋白異常，但是學者們相信，如能更徹底瞭解濤蛋白的生理相關機制，將會有助於找出阿茲海默症的形成原因及新的治療方法。

圖 9-1：憂鬱症的生化分型

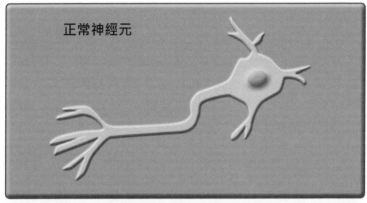

正常神經元

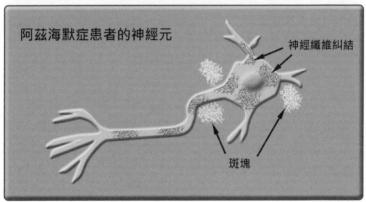

阿茲海默症患者的神經元

神經纖維糾結

斑塊

4. 發炎理論

二〇〇四年時，史克力普研究中心（Scripps Research Institute）提出一個理論，認為慢性發炎才是阿茲海默症的病因 [179]，而動物實驗也支持這個觀點。身體對發炎的反應之一，便是蛋白質結構的改變。

史克力普的研究人員認為，發炎造成澱粉樣蛋白的變性，使得這些蛋白質結構異常而堆積成塊，阿茲海默症患者大腦裡的斑塊，就是其中一個例子。科學家已經進行了相關的臨床研究，想瞭解抗發炎藥物是否可以減少阿茲海默症，也對抗發炎藥物的分子機制做釐清，希望能找出藥物保護作用的分子基礎。然而，以靈長類動物所做的動物實驗，與史克力普的實驗結果並不一致。一些專家認為，抗發炎藥物或許對預防有幫助，但是無法治療已經形成的疾病。

5. 氧化壓力理論

相當多的證據顯示，阿茲海默症病人的大腦，有過多的氧化壓力（自由基）。氧化自由基在人體有其功能，例如殺死外來的病菌、燃燒葡萄糖產生熱量，但是長期過多的自由基會毒殺大腦細胞。有些情況會引發過多自由基，如受傷、感染（細菌或病毒）、發炎、毒性重金屬及輻射線。我們的體內原本有充足的抗氧化物，來防止體內自由基累積，一個健康的大腦，需要完整的血腦障蔽來防止毒物進入大腦，以及充足的抗氧化物來緩衝氧化壓力，假如自由基壓倒抗氧化物，神經退化便將無可避免。許多研究想瞭解抗氧化物如維生素 E、硒、輔酶（Coenzyme）[註 14] Q10、穀胱甘肽及硫辛酸，是否對阿茲海默症有幫助，但目前證據顯示，這些療法雖可以延長病人的壽命，但沒有辦法阻止大腦細胞死亡 [182]。

6. 金屬代謝理論

研究顯示，體內微量金屬失衡跟罹患阿茲海默症有關。澳洲的布許醫師（Ashley Bush）就發現，體內銅過多會造成大腦乙型澱粉樣蛋白增加。銅、鐵是大腦自由基的主要來源，而乙型澱粉樣蛋白的銅含量便會上升。金屬硫蛋白及銅／鋅超氧化物歧化酶可以處理銅自由基，但在阿茲海默症病人身上，這兩個蛋白都不足。

不管是過多或不足，銅都可能對大腦造成傷害，所以維持體內銅含量的正常十分重要。

金屬硫蛋白

在兩項病理解剖研究中發現，過世阿茲海默症病人的體內嚴重缺乏金屬硫蛋白[187-188]。金屬硫蛋白在大腦有許多保護性功能：

· 防止毒性金屬穿過血腦障蔽。
· 調控銅濃度。
· 本身是強力的抗氧化物。

金屬硫蛋白需要足量的穀胱甘肽跟硒，才能發揮效力，我常說這三個就像抗氧化物的三劍客。

負責製造金屬硫蛋白的基因能否正常運作，則是受到體內有沒有足量鋅的影響，而大多數阿茲海默症病人都缺乏鋅。硒、輔酶 Q10 及維生素 C、E 等，這些曾被拿來治療阿茲海默症的抗氧化物，都比不上金屬硫蛋白。

二〇〇七年，我設計了加強身體金屬硫蛋白表現的配方，並拿到美國治療自閉症的專利，而該治療的阿茲海默症專利也在申請中，這個配方有二十二個提升基因表現，及金屬硫蛋白功能的生化元素[147]。治療分兩個步驟，首先提升鋅含量，再促進金屬硫蛋白的表現。病人需要照顧者來協助他們服用補充品，因為他們

本身的認知功能退化，導致他們常忘了服用或者超量反覆服用。目前已經有一百個阿茲海默症病人接受此治療，且不少病人有相當的進步。

第一位接受治療的病人，是一位來自明尼蘇達的女士，她患有阿茲海默症，且自二〇〇〇年起就住在護理之家，她記不得她的孫子，對所有事物都漠不關心。接受治療兩個月後，家屬注意到她記憶力有所改善，且已經可以認得孫子，也注意到她不再易怒、較少抱怨不舒服，還會主動去購物，她在過世前的最後幾年生命裡，都保有穩定的心智功能。

這位病人的療效給我們很大的激勵，我們開始替越來越多的阿茲海默症患者提供金屬硫蛋白促進療法，二〇〇七年，學者古利巴尼（Aditi Gulibani）和我檢討、整理最早接受此治療的六十名病人後發現，百分之七十的家屬表示病人在治療進步後，都可以維持穩定達數年。我們也和克雷頓（John Crayton）博士合作，讓受治療的病人在治療前後，都進行標準化的認知功能測驗（CANTAB system testing），測驗結果確認了，大部分病人的記憶力跟認知功能確實有進步。其中有些病人還被認為過去是誤診，因為病人沒有「如預期地」退化跟死亡。

由於阿茲海默症的確診需要病理解剖，所以我們沒有辦法確定每一個在臨床表現上像阿茲海默症的病人，真的是阿茲海默症，因此一些對此治療沒有反應的病人，也許罹患的是路易體失智症或血管型失智症。

此外，因為此治療尚未進行過雙盲試驗，所以仍需要謹慎以對，但目前為止，前一百名接受治療的病患都有不錯的反應，這代表此療法深具潛力，值得進一步研究。

羅賓·威廉斯
Robin Williams
1951－2014

名人小故事

> 上天只給你一點瘋狂的火花，千萬別失去它。
> You're only given a little spark of madness. You mustn't lose it.

羅賓·威廉斯是美國著名喜劇演員，他在舞台上跟私底下都是一個精力充沛、充滿熱情的人，感染力十足。

他在訪談中，曾提及早期從事喜劇帶來的壓力，使得他開始用酒精跟古柯鹼來處理自己的情緒。漸漸地，他在藥物作用時的興奮與藥效退去後的憂鬱中擺盪，直到一名朋友因為使用海洛因過量而死亡，才決定停止使用藥物，並將心力投注在運動（特別是自行車）上。

他在二○○三年恢復飲酒，並在二○一四年進入勒戒所，同年在家中上吊自殺。外界一開始推論認為，威廉斯是因為單純的憂鬱而自殺，但他的太太跟後來的資料顯示，他在自殺前有認知功能退化，同時有類帕金森症的表現，死後解剖證實他有路易體失智症（Lewy's body dementia）。

威廉斯似乎是無法承受自己即將會失智、無法掌控自己的意志，而提前結束自己的生命。

蘇醫師
閱讀室

/ 註 1/

斑塊（Plaque）：生理學上，指細胞外蛋白質的堆積，與許多疾病病理有關，例如阿茲海默症。

/ 註 2/

簡式心智功能評量（Mini mental state examination, MMSE）：一份有三十個問題的問卷，用以篩選認知功能障礙。在精神醫學的領域常用來協助診斷阿茲海默症等失智症。

/ 註 3/

劍橋神經精神測試（Cambridge Neuropsychological Test Automated Battery，CANTAB）：電腦化的認知功能評估系統，主要是神經心理測試，受測者透過觸碰式電腦螢幕來完成測試。

/ 註 4/

早老素（Presenilin）：一群跨細胞膜蛋白質，影響細胞與神經介質結合後內鈣離子的調控。這類蛋白質的異常，被認為與早發性阿茲海默症有關。

/ 註 5/

脂蛋白元 E（ApoE proteins）：分解三酸甘油脂脂蛋白所必需的一種蛋白質，某些基因型會增加阿茲海默症的風險。

/ 註 6/

異構物（Isoform）：功能相似，結構上相近但不完全相同的蛋白質。

/ 註 7/

對偶基因（Allele）：染色體的特定位置上的不同基因。

/ 註 8/

澱粉樣蛋白斑塊（Amyloid plaque）：阿茲海默症患者腦細胞出現的一種異常蛋白質堆積。

/ 註 9/

心房顫動（Atrial fibrillation）：心房不規則的跳動，與心室不協調。症狀包含不規則心跳、心悸、喘不過氣來及虛弱。

/ 註 10/

粥狀動脈硬化（Atherosclerosis）：血管內壁有斑塊沉積，造成血管硬化。

/ 註 11/

促膽鹼的（Cholinergic）：形容詞，意指可以增加神經系統乙醯膽鹼活性的。

/ 註 12/

分泌酶（Secretases）：一群與澱粉樣蛋白形成有關的酵素，因此被認為與阿茲海默症的病理生成有關。

/ 註 13/

濤蛋白（Tau protein）：大腦細胞內的一種蛋白質，與微管蛋白共同穩定微管，並促進微管蛋白合成微管。濤蛋白缺陷與阿茲海默症等失智症有關。

/ 註 14/

輔酶（Coenzyme）：酶上的一個有機分子，對酶能否正常運作有相當的影響。

chapter
10

營養治療的
臨床指引

某些情況下，即使診斷跟營養治療都正確，病患還是會有可能
感覺到不適。營養治療過程中，病人出現不適的常見原因可以
分為以下三類：初期治療身體對生化環境快速改變的不適應、
對營養素的過度敏感、診斷錯誤與過多營養素。

> 我們即將進入醫學的一個新紀元，對於精神疾病的治療，是給予大腦需要的物質來恢復大腦功能，而不再是給予外來的物質（藥物）。每一個人都有權利過健康、安全、快樂的生活，並完全地實現、享受自己的人生，對於病人而言，營養治療是最好的選擇之一。

導言

營養治療有五個步驟：

1. 收集病史及症狀表現。
2. 血液及尿液等實驗檢查。
3. 生化失衡初步診斷。
4. 治療計劃。
5. 後續長期治療。

每一個步驟都很重要，最好由有經驗的醫療人員評估後進行。營養過多或不足，對大腦功能都會有影響及造成傷害。總之，不要輕易自己嘗試，還是找對營養醫學有經驗的醫師吧！

臨床治療的演進

一九八九年時，我們的治療方法，大致上是依據費佛博士在紐澤西普林斯頓腦科學中心的研究成果跟經驗。但在那之後，腦科學及生物化學有許多進步，也催生了新的治療思維與方法。

大多數情況下，我們都會先做有效性評估後，才把新的治療整合進來。這個過程中，碰了不少釘子，但也有不少收穫。例如，我們一度給體內組織胺低下的病人服用組氨酸，因為人體可以把組氨酸轉換成組織胺，但病人的狀況反而惡化，後來

才發現，補充組氨酸會造成嚴重鋅缺乏。

另一個例子是，嘗試讓錳缺乏的妥瑞氏症患者服用錳，結果卻造成多巴胺活性下降及症狀惡化。一九九一年時，嘗試使用 S- 腺苷甲硫氨酸治療甲基化偏低型的憂鬱症，則是一個成功的例子，我們很快就注意到，S- 腺苷甲硫氨酸的作用，比起過去任何提升甲基的療法都還要快。

大腦生化十分複雜，每一個新的療法都必須通過周延的測試，從一九九〇年起，我們就陸續研究不同生化治療的療效，相信隨著對大腦生化瞭解的增加，會有更多先進的治療被開發出來。

病史及症狀表現

成功地治療病人，對病人病史的透徹瞭解，是關鍵之一。實驗室診斷提供了部分的資訊，而每一個生化失衡，都會有其獨特的生理表現及行為影響，有時候，光從病史及症狀表現，就可以預測檢查的結果。

當症狀表現與血液、尿液檢查的結果一致，離正確診斷就不遠了。表 10-1 列舉一些對診斷有幫助，而應該澄清的病史因子。

表 10-1：病史因子

母親懷孕過程狀況	母親生產過程狀況
幼年時期的健康狀況	高內在焦慮度
發展里程碑是否正常	身高體重發展是否正常
是否有季節性過敏	是否對化學物質異常敏感
常有什麼不適	受過哪些外傷

學校表現的強項與弱項	學業成績
家庭組成	職業
過去病史及用藥狀況	對治療的反應（含副作用）
免疫力如何	行為的控制力如何
強迫的傾向	睡眠相關的問題
是否有成癮的問題	對疼痛的忍受度
家族病史	社交能力
是否好強（求表現）	飲食習慣

　　當病患的近親也有精神疾病時，常會讓他們擔心，因為這讓他們以為精神疾病是有遺傳性的，而發病是遲早的事。

　　但在過去這幾年，我的經驗卻正好相反，當家族有遺傳傾向時，這意味著內在的生化障礙確實存在，而這個障礙是可以透過治療來矯正的，有家族病史的人，反而是比較容易擬出治療方向的族群（因為沒有明確遺傳傾向的患者，造成發病的多半是環境因子，而要控制環境因子比較困難）。此外，如果病人出生時，經歷過生產產程過長及相關併發症，或者受過嚴重腦傷，都會讓治療比較棘手。

　　令人訝異的是，初步的臨床經驗顯示，接受我們治療的小孩中，有百分之三十都是被領養的，而比起其他行為障礙孩童，他們一般有比較好的治療反應。我們相信大多數被領養的孩子，其原生父母本身就有生化障礙，而領養他們的養父母，多半是有能力也願意付出關愛來實際解決孩子問題的人。也就是說，被領養的兒童，雖有著不佳的身體生化狀態條件，卻處於相對良好的生活環境中。大多數的家屬都覺得，孩子在營養治療後，暴力行為就完全消失了。

生化障礙解密

　　通常衝擊大腦功能的主要營養失衡，會使病人呈現出獨特的症候群跟行為表現。這對做出正確的診斷十分有用，特別是當實驗室檢查模稜兩可時，甚有助益。一般常見的症候群如下，當出現其中百分之三十以上的症狀時，便要考量是不是有相關的失衡。

鋅缺乏

　　青春期發育緩慢、在十六歲後才有比較明顯的成長、指甲上有白點、經常感染、容易曬傷、嗜吃辛辣、易怒、挫折忍受度低、傷口癒合慢、不長肉、頭髮少年白、月經異常或根本沒有來潮、皮膚上有成長紋。

銅過度

　　過動、學業表現不佳、皮膚對金屬或粗纖維製品敏感、對雌激素不耐受、容易情緒崩潰、耳鳴、對食物中的色素敏感、高焦慮度、睡眠障礙、在吃了含銅的補充品後有不良反應、月經異常。

甲基化偏低

　　強迫特質、季節性過敏、固執、好強、有儀式化行為、性慾較高、疼痛忍受度低、成癮傾向、體毛較少、完美主義、慢性憂鬱、分泌物多（眼淚、口水）、懼怕症（例如對昆蟲、血，或怕高等等）

甲基化偏高

　　高焦慮度、眼乾口乾、體毛較多、不喜歡競爭、低性慾、話多、在學校表現被動、偏執但沒有外顯的強迫行為、睡眠障礙、

食物及化學物質敏感、雌激素不耐受、沒有季節性過敏、產後憂鬱、抗組織胺不耐受、對血清素回收阻斷劑類藥物，與甲硫氨酸及 S- 腺苷甲硫氨酸不耐受。

吡咯代謝障礙

挫折忍受度低、短期記憶力不佳、閱讀障礙、對聲音及亮光敏感、很少或幾乎不做夢（嚴格說起來是不記得有做夢）、左後上背悶痛（脾臟的位置）、很容易受驚、皮膚乾燥、低成就、早餐吃不下、經常感染、情緒起伏大、異常脂肪分佈、喜歡辛辣或重鹹的食物、高焦慮度、較晚進入青春期、腦波異常。

毒性金屬過量

腹痛、食慾不佳、敏感易怒、學業成績下滑、口中有金屬味、口臭、個性改變。

以上雖然可以協助我們判斷，但沒有檢驗報告前，仍無法做出結論。病史澄清跟實驗室檢查的驗證，是做出正確診斷的不二法門。

實驗室檢查

有許多檢查項目，可以評估大腦的生化障礙。我們不可能所有的項目都做，那會抽乾病人的血，同時還花光病人的錢，因此，我們必須決定檢驗項目的優先次序。我慣用的方法，是建立一個基本的套組，來涵蓋大部分常見的障礙，然後額外的項目，再視情況使用來處理複雜病情。在美國，有許多實驗室可以做相關檢驗，可以的話，最好送到符合 CLIA 標準的實驗室，得到的數據會比較可靠。一些常用檢驗如下：

· **全血組織胺濃度**

這個檢驗對於評估甲基化狀態很有用。組織胺在血中的濃

度可以被量測，而組織胺跟甲基間的關係呈反比，因為身體主要是依賴甲基來代謝組織胺。組織胺上升便意味著甲基不足，而組織胺下降則代表甲基過多。抗組織胺會造成組織胺下降，抽血前幾天必須避免使用。SAMe/SAH 其實是更精確的指標，但很少實驗室有做。

· 血漿鋅濃度

有時要量測鋅濃度，有多種方法可以使用，而專家們多認為血漿鋅濃度具有較穩定的參考價值，但必須使用特別試管採集，以避免污染，導致檢測數據過高。也有醫師傾向檢測紅血球裡的鋅濃度，若同時檢測，也可以取得更多的資訊。

· 血清銅濃度

這是一個常見的檢查。因為銅在代謝多巴胺跟形成正腎上腺素上，扮演重要的角色，因此對心智功能有很大影響（詳見第三章）。血清銅上升，會造成神經介質在突觸活性的改變。

· 尿液吡咯濃度

在美國、歐洲、及澳洲，有越來越多實驗室納入這個檢驗項目，這項檢驗有兩個意義。首先，吡咯障礙會造成維生素 B_6 跟鋅的嚴重缺乏；再者，可以藉此評估病人的氧化壓力。典型吡咯障礙會造成焦慮、行為控制困難、閱讀障礙、免疫受損等症狀。行為障礙伴有暴力、憂鬱、思覺失調，及其他嚴重精神疾病的患者，都曾被觀察有此障礙。上述症狀並非必要條件，也就是說，氧化壓力也可能單純造成吡咯上升，但沒有精神或行為症狀的表現。

· 血清攜銅蛋白濃度

健康的人身上，約有百分之八十到九十五的血清銅是結合

在攜銅蛋白上，而剩下的百分之五到二十則是游離的未結合態。如果有超過百分之二十五的銅是游離態，往往是因為病人有因氧化壓力引起的礦物質代謝異常。這個情況在自閉症、產後憂鬱、過動暨注意力缺失及某些思覺失調病人身上，可以觀察得到。

·甲狀腺功能

許多生化異常的病人，同時也有甲狀腺功能低下的情況。必須恢復病人的甲狀腺功能，營養治療才能成功。在少數情況中，甲狀腺功能低下，本身就會造成憂鬱症或思覺失調等精神病症。

·肝臟酵素

肝臟酵素上升代表肝臟負荷變大，此時應該調整營養治療，避免加重肝臟負擔。精神科用藥常會造成肝指數上升，不管如何，如果病人的肝指數上升，那麼便應該小心使用高劑量菸鹼醯胺及脂溶性維生素。

別忘了神經介質

大多數的精神疾病，都與神經介質在神經突觸的活性改變有關，規劃治療時，必須加以考量。例如，甲基化偏低的病患，其血清素活性往往偏低，因此規劃治療時，要提供相關的營養素來提升血清素活性，同時避免會壓抑血清素活性的治療。表 10-2 列出營養素對各個主要神經介質的影響。

治療之外

與家屬間的溝通十分重要，特別是在治療初期。常見的議題包含：病患對治療的配合度、好轉反應、精神科用藥的調整，及更健康的飲食習慣等等。這些部分，有時都不需要醫師就可以順利解決，我們的方法是讓每一位病患都有其主要照顧護士，護士再教導病患及家屬調適因應的技巧。如果遇到困難或複雜病情

時，護士會聯繫醫師做進一步討論。

另外，治療也需要反覆的實驗室檢查跟評估。過動暨注意力缺失、行為障礙、思覺失調等病患，在治療後三到六個月就應該再做檢查，以調整治療的內容，狀況穩定後，許多病患只要一年做一次評估即可。至於自閉症的孩童，在我的經驗裡，建議在六歲前應至少每半年評估一次。

表 10-2：神經介質與營養素

	增加活性	減少活性
血清素	甲硫氨酸，S- 腺苷甲硫氨酸，5-HTP，色氨酸，肌醇，鈣，鎂，維生素 B_2，維生素 B_6，維生素 D	葉酸，二甲氨基乙醇，膽鹼，維生素 B_5，菸鹼醯胺，輔酶 A
多巴胺	酪氨酸，苯丙氨酸，維生素 B_1，維生素 B_6，S- 腺苷甲硫氨酸，甲硫氨酸	葉酸，維生素 B_5，維生素 C，膽鹼，二甲氨基乙醇，菸鹼醯胺，錳，GABA，輔酶 A
正腎上腺素	酪氨酸，苯丙氨酸，銅，維生素 B_6，維生素 C	GABA，葉酸，二甲氨基乙醇，菸鹼醯胺，鎂，輔酶 A，鋅，維生素 B_5，膽鹼
NMDA	麩醯胺酸，穀胱甘肽，甘氨酸，右旋環絲氨酸，肌胺酸，右旋絲氨酸，硒	甘氨酸低下，穀胱甘肽低下，高氧化壓力
GABA	磷酸吡哆醛（PLP），鋅	天冬氨酸（Aspartic acid）【註1】

治療的配合

無法配合治療，是治療失敗的最常見原因。為了避免病人無法配合，醫師應該儘可能簡化治療、減少服用補充品的數量及頻率。營養製劑有錠劑、膠囊與粉劑。兒童吞嚥錠劑可能會有困難，但他們多半能接受將粉劑加到果汁而願意服用。

有些廠商可以將多種營養素打錠在一起，減少需要服用的數量，對不喜歡服用太多補充品的病人是一大福音。許多重要的營養素本身味道不太好，廠商常會放無害的添加物（例如香草），讓補充品比較好下嚥。

通常，補充品都在早餐飯後服用，有些則是在晚餐飯後。維生素 B_6 是常用的營養治療，但它有可能造成入睡困難，特別是太晚服用時更為明顯，因此，常建議在下午三點半前服用 B_6。大約四分之一的病人，在早上或空腹時服用鋅的話，會有噁心或腹痛的情況。因此，鋅常安排在晚飯後吃。有些營養素在飯後服用的話，會減少它的吸收率，醫師可以據此調整拉高劑量。

許多吡咯障礙的病人，都會有早上沒有食慾的情況，也常常不吃早餐。對於早上沒有辦法吃足量食物的病人，建議把補充品延後到第一頓正餐後吃。

大約一半左右的病人，都有一個造成其疾病最主要的生化障礙，在這些病人身上，應該集中火力先矯正這項生化障礙，避免採用大幅度的飲食調整，或者一次給予太廣泛的治療。唯一的例外是自閉症的孩童，因為他們往往有麩質及酪蛋白過敏的情況，因此，在飲食上需要較大幅度的改變。

許多病人剛來看我時，三餐十分不正常，我曾有一個躁鬱症病患幾乎只吃洋芋片跟可樂。在我的經驗裡，大幅度變更飲食前先矯正主要的生化障礙，可以增加整體的治療效果。許多病人

狀況不好到沒有足夠的氣力去改變生活形態，先改善他們的主要生化障礙，才能進行後續更完整的治療。讓病人能咬牙度過第一關，後面才有機會。但是自閉症例外！他們應該立即限制攝取甜食跟避免食用色素，另外，對於有特殊飲食需求的自閉症孩童（例如麩質過敏），也應該立即著手改變。

對立反抗性疾患的病人

許多過動或行為障礙的孩童及青少年，對於醫療介入會完全排斥，甚至故意唱反調。此時，便需要一點時間找出他們的需求，如果病患身高不夠，便可以跟病患討論營養治療對身高的影響，例如鋅缺乏會造成成長遲滯。如果病患喜歡運動，那麼可以讓他們知道，許多世界級的體育選手都有透過營養強化，讓自己表現更好，如此一來，他們對治療的興趣就會增加。

有時，我們如果看到一個有對立反抗性行為的少女有青春痘問題，反而會覺得高興，因為她可能會因為發現營養治療，居然可以改善她的青春痘，而對治療有截然不同的態度。

甚至有些具暴力行為的病人，當我們跟他們說治療的目的，是讓他對自己的行為有完全的掌控力時，他們也會不那麼排斥。或者，有時也會跟病人說，建議嘗試治療幾個月，至於後續要不要持續，可以根據自己的感覺跟有無改善來決定。除非病人能感受到治療的好處，否則很難要他們自願配合。

與思覺失調病人互動

許多醫師習慣單獨與家屬會談，收集病患的病情，因為病患可能在症狀的影響下，有情緒不穩的情況，甚至干擾性的行為。在我自己與兩千多位思覺失調患者會談過後，我深深覺得直接與病患互動，讓病患本人陳訴自己的感受跟想法，對病情的評估有很大的幫助。

許多病患很多疑，如果醫師與家屬單獨會談，病患可能會懷疑，醫師跟家屬在背後要進行什麼對他不利的事。最好邀請病人一起討論，這有助於建立信任，並增加病患將來對治療的配合度。

服用過動及注意力缺失症候群藥物的病人

許多剛來接受評估的過動症或行為障礙患者，有在服用作用機轉類似安非他命的藥物（如利他能）。研究顯示，如果要有效治療這類型病患，最好在營養治療初期的三到六個月內，先不要急著停藥，待治療有初步效果後，再請家屬與主治的精神科醫師做藥物調整的討論，目標是逐步減少至最小有效劑量。

大約百分之八十的家屬在後續的追蹤裡表示，病人可以完全地停止藥物而不復發。而百分之二十完全停藥後會有症狀復發，在這樣的情況下，可讓藥物維持在最小有效劑量，除了症狀可以繼續有效控制，藥物副作用通常也會變少，藥物跟營養治療合併使用，對無法完全停止藥物的病人最為適合。

成癮

多次反覆的治療失敗後，我體悟到，如果病人對古柯鹼、海洛英或任何藥品成癮，那麼營養治療的成功率將是零。但如果病人能在接受治療前停止使用毒品六週以上，就有成功的機會。大麻則是例外，有一部分病患，即使沒有在治療前先停止使用大麻，也有機會有不錯的療效。最新的研究顯示，N- 乙醯半胱胺酸（N-acetylcysteine）可以減少病人的藥癮[189]。

同樣地，如果有酒癮的病患在治療期間還是持續飲酒，那麼營養治療便徒勞無功。幾乎所有有酒癮的病患，都會低估自己的飲酒量，一般來說，病患真實的飲酒量約是他自己評估的三倍。在進行營養治療前，最好至少停止飲酒六週以上。

飲酒過量會減少穀氨酸在 NMDA 受器的作用[190-191]，因此使用

營養素來提升 NMDA 活性，是酒癮患者營養治療重要的一部分，常用的營養包含維生素 B_6、鋅、肌胺酸、右旋絲胺酸及右旋環絲胺酸。

營養治療的副作用

假如生化診斷錯誤，就可能因為給予病患不該給的營養素而造成傷害。在某些情況下，即使診斷跟營養治療都正確，病患還是會有可能感到不適。營養治療過程中，病人出現不適的常見原因，可以分為下面三大類：初期治療身體對生化環境快速改變的不適應、對營養素的過度敏感、診斷錯誤與過多營養素。

1. 暫時性的副作用

許多病患在治療前，體內有過多的銅或其他重金屬，在營養治療後被排出細胞進入血流，假如這個過程太快，那麼血液裡的毒性元素濃度就會快速上升，造成病患不適。其他例如組織胺的快速釋放，也會引發不適。這樣的情況下，暫時把劑量調低，讓病人適應營養治療帶來的體內生化變化，是最好的方法。

2. 對營養素敏感

由於每個人的生化條件都有所不同，當病患在治療後出現不適時，對營養品異常敏感，永遠是可能的原因之一。有些病患補充了其所缺乏的營養素後，卻出現異常反應，例如許多自閉症的孩童缺乏半胱胺酸、穀胱胺肽等含硫營養素，但即使只是給予少量的相關補充品，病患也會出現很厲害的異常反應。人體的生化反應異常複雜，而調控相關反應的基因，在不同人又有著十分巨大的差別，遇到對治療有特殊反應，也就不足為奇了。

3. 錯誤的治療

營養治療如同藥物治療，必須在有相關知識跟經驗的醫療

人員協助下進行。例如過多的鋅會造成體內鐵含量下降，進而造成貧血；給予甲基化偏低的病患過多的錳，會造成病患出現類似帕金森症的症狀；沒有維生素 B_6 缺乏的病患，在補充 B_6 後，可能會有短暫性皮膚感覺異常及多夢的情況；甲基化偏低的病患如果不當補充葉酸，有可能造成情緒跟精神症狀的惡化。

反過來說，錯給甲基化偏高病患服用甲硫氨酸或 S- 腺苷甲硫氨酸等甲基化營養素，會導致病人焦慮或情緒低落；在體內銅濃度已經偏高的女性病人身上，再額外補充銅，可能會增加荷爾蒙敏感性癌症的風險。再次強調，請讓專業人員協助您進行營養治療。

劑量與體重

當面對同樣的生化障礙時，成年人所需要的劑量比兒童要高。除了體重這個因素之外，一個人的體表面積與體積比，也會影響其對劑量需求的不同。

營養科學家計算出一個換算公式，體重對劑量的影響效力約只有零點七五。也就是體重輕的人，每公斤體重所需要的營養素劑量，高於體重較重的人，以一個十二公斤重的孩童來說，需要劑量約是十二公斤的四分之一而不是六分之一。同樣地，一個一百五十公斤重的人所需要的劑量，跟七十五公斤重的人，比起來是不到兩倍的。這對選擇初始劑量很有用，治療後一段時間再做檢驗，可以評估治療效果，同時也可以微調治療的劑量。

吸收不良時的劑量調整

大約有百分之十的病人，處理食物跟吸收營養有困難。這些病人需要更高劑量的營養素，來矯正生化代謝的異常。一般的作法是對輕、中、重度吸收不良的病人，各增加百分之十、二十、三十的劑量。

鋅缺乏的患者

鋅缺乏的病患在長期壓力下，很容易再次出現鋅不足的情況。過去經驗告訴我們，暫時提高鋅含量，有助於維持治療的效果。我有一個病人，每次在她的婆婆來訪前，就會增加自己鋅的服用劑量。

營養治療所需的時間

相對於用藥，營養治療達成初步症狀控制的時間，要來得比較久。此外，依不同病患、不同生化障礙，反應的時間也有所不同。在病人完全配合的情況下，一般所需的時間如下：

· 吡咯代謝障礙

第一週就會相對比較冷靜，行為自制力也會較好，要發揮完全的療效則需要一個月左右。

· 鋅缺乏

前兩週沒有什麼效果，但之後慢慢改善，到兩個月左右發揮完全的療效。

· 銅過量

許多病患在治療初期反而會出現惡化，在半個月後開始改善，需要三到四月才會有最佳效果。但血型 A 的病人是例外，通常需要半年到一年的時間。

· 甲基化偏高

在治療的前半個月到一個月會變得比較焦慮，但是之後會突然大幅改善，需要三到四個月來達到最佳效果。

· 甲基化偏低

在前三到四週沒什麼進展，第二到第六個月間會穩定進步。

· 重金屬中毒

前十天會有輕微的惡化，接下來的四到六個月期間會穩定進步。要移除鉛需要的時間特別長（鉛在人體內的半生期可以長達二十二年），其他金屬會相對快一些。

影響療效的因子包含吸收不良、血型 A 及低血糖症。有以上因子的病患需要特別有耐性，其治療的效果可能會比其他人慢上好幾個月。此外，甲基化偏低型的思覺失調跟躁鬱症治療也特別困難，這些病患通常要三到六週後才開始有進步，然後需要一年才能有完全的效果。

治療無效

就像傳統的藥物治療，還是會有部分病患無法從營養治療得到明顯的好處。嘗試治療三萬多名病患後，我遇過無數個病患在營養治療後，依然沒有多大的進步。仔細分析，對治療沒有反應的十大原因如下：

1. 無法配合治療

超過一半的治療效果不如預期，是來自病患無法配合治療。百分之十的對立反抗症孩童或青少年無法配合治療，甚至連一顆補充品都不願服用，有些家屬在清理花瓶時發現滿滿的膠囊，才知道原來孩子一直在藏藥。對過動跟有行為障礙的孩子採用榮譽制，則可能不太適合。

2. 進入生長期

一些鋅缺乏的病患，在治療的前幾個月會快速長高，然後

療效似乎消失，通常在成長速度緩下來後，效果就又跑出來了，原因是當細胞在分裂時，會使用大量的鋅，因此標準劑量便不足以應付快速成長時的需求。

3. 外傷

病患接受治療而痊癒後，如果發生外傷，便可能因為生理壓力而出現症狀復發。假如是在治療初期發生外傷，那麼症狀在改善前可能先出現惡化，持續數週後才開始出現療效。

4. 其他內科疾病

感染等內科問題，可能會造成其他的生化障礙，使得治療效果變慢。

5. 情緒及壓力問題

在壓力或創傷經驗下，生化障礙的程度可能會變大。我過去有一名過動症的病患，雖然他對治療十分配合，但是沒什麼效果，後來他的母親發現他在學校有被霸凌的情況，在介入後，他很快就出現進步。

6. 血型 A

我們的療效試驗顯示，血型 A 的病人對營養治療的反應較慢，當合併有重金屬代謝障礙時就又特別慢，病人、家屬及醫師都需要極大的耐性。

7. 吸收不良

有此問題的病人，吸收食物中營養素的效率差，整體治療效果也會打折。

8. 出生過程缺氧

在我們的統計裡，這也與治療反應不佳有正相關。

9. 頭部外傷

同樣地，有過嚴重頭部外傷的病人，對營養治療的反應也比較差。

10. 藥癮或酒癮

許多治療無效的病人，同時有藥癮或酒癮的問題，因為這些都會抵消掉營養治療的好處。

雖然有一部分的病人對營養治療反應不佳，但有更多病人在營養治療的介入下，症狀減少且有更好的生活品質。營養治療的優點之一，是它的安全性跟低副作用。在生物化學的進步下，營養治療的效果會更加精準跟提升。

我們即將進入醫學的一個新紀元，對於精神疾病的治療，是給予大腦需要的物質，恢復大腦功能，而不再是給予外來的物質（藥物）。每一個人都有權利過健康、安全、快樂的生活，並完全地實現、享受自己的人生，對於病人而言，營養治療是最好的選擇之一。

外基因學的研究，則可能提供精神疾病跟發展障礙相關疾病真正治癒的方法，這些重要的研究，應該要被放在國家的重大優先政策裡。

/ 註1/

天冬氨酸（Aspartic acid）：一種胺基酸，在大腦的功能是興奮性神經傳導介質，過多有神經毒性。

科特·柯本
Kurt Cobain
1967－1994

名人小故事

> 我寧可做自己而被痛恨，也不要為了被愛而失去自己。
> I'd rather be hated for who I am, than loved for who I am not.

美國超脫樂團（Nirvana）的主唱。

二次大戰後，世界經濟穩定快速成長，這個時期出生的X世代（Generation X），雖然有豐厚物質條件，但精神上確卻是無比空虛。超脫唱出了X世代的心聲，使得柯本在音樂上獲得巨大的成就。然而柯本自己卻深陷在海洛因的毒癮，以及隨之而來的抑鬱之中，不可自拔，二十七歲時飲彈自盡。

海洛因、安非他命在本質上，都是透過操弄大腦神經介質的活性，來產生欣快感，且都有很高的成癮性，美國有許多知名樂手，如Jimi Hendrix、Janis Joplin、Jim Morrison，都是因為藥癮或酒癮而英年早逝。

臨床上，藥酒癮跟精神疾病的關係，往往就像電影《遠離賭城》裡，男主角的那段話──「我不知道，是因為喝酒，我太太才離開我，還是因為她離開我，我才開始喝酒」。

蘇醫師
閱讀室

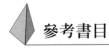

參考書目

chapter1 精神疾病與生化個體差異性

1. Larson RM. (2004). *Science in the Ancient World: An Encyclopedia.* ABC-CLIO: Santa Barbara, CA; 29-30.

2. Debus AG. (1970). Johann Hoachim Becher. In: Gillispie CC, ed. *Dictionary of Scientific Biography.* Vol. 1. Charles Scribner's Sons: New York.

3. Conant JB, ed. (1950). *The Overthrow of Phlogiston Theory: The Chemical Revolution of 1775–1789.* Harvard University Press: Cambridge, MA; 14.

4. Thompson JJ. (1904). On the structure of the atom: an investigation of the stabilityand periods of oscillation of a number of corpuscles arranged at equal intervals around the circumference of a circle; with application of the results to the theory of atomicstructure. *Philos Magazine*, Series 6. 7(39):237-265.

5. Winkler KP, ed. (1996). *John Locke, An Essay Concerning Human Understanding.* Hackett Publishing Company: Indianapolis, IN; 33-36.

6. Aristotle (350 BC). *On the soul (de anima).* In: *Aristotle.* Vol. 8 (1936). Hett, WS,trans.Loeb Classical Library, William Heinemann: London; 1-203.

7. Freud S. (1940). An outline of psycho-analysis (the standard edition). In: StracheyJ, ed. *Complete Psychological Works of Sigmund Freud.* WW Norton: New York.

8. Adler A. (1956). In: Ansbacher, HL and Ansbacher RR, eds. *The Individual Psychology of Alfred Adler.* Harper Torchbooks: New York.

9. Kendler KS. (1983). Overview: a current perspective on twin studies of schizophrenia. *Am J Psychiatry.* 140:1413-1425.

10. Bertelsen A, Harvald B, Hauge M. (1977). A Danish twin study of manic-depressive disorders. *Br J Psychiatry*. 130:330-351.

11. Wender PH, Kety SS, Rosenthal D, Schulsinger F, Ortmann J, Lunde I. (1986).Psychiatric disorders in the biological and adoptive families of adopted individuals with affective disorders. *Arch Gen Psychiatry*. 43:923-929.

12. Snyder SH. (1986). *Drugs and the Brain*. Scientific American Books/ WH Freeman:New York.

13. Purves D, Augustine GJ, Fitzpatrick D, et al. (2004). *Neuroscience*. 4th ed. Sinauer Associates, Inc.: Sunderland, MA.

14. Restak RM. (1984). *The Brain*. Bantam Books: New York.

15. Qian Y, Melikian HE, Rye DB, Levey AI, Blakely RD. (1995). Identification and characterization of antidepressant-sensitive serotonin transporter proteins using sitespecific antibodies. *J Neurosci*. 15:1261-1274.

16. Torres GE, Gainetdinov RR, Caron MG. (2003). Plasma membrane monoamine transporters: structure, regulation and function. *Nat Rev Neurosci*. 4(1):13-25.

chapter2 大腦化學入門課

17. Wade NJ, Brozek J. (2001). *Purkinje's Vision–The Dawning of Neuroscience*. Lawrence Erlbaum Assoc.: London.

18. Golgi C. (1906). In: *Nobel Lectures, Physiology or Medicine 1901-1921*. (1967). Elsevier Publishing Company: Amsterdam.

19. Cajal R. (1906). In: *Nobel Lectures, Physiology or Medicine 1901-1921*. (1967). Elsevier Publishing Company: Amsterdam.

20. Sherrington CS. (1920). *The Integrative Action of the Nervous System*. New Haven Yale Press: New Haven, CT.

21. Raju TN. (1999). The Nobel chronicles. 1936: Henry Hallett Dale (1875-1968) and Otto Loewi (1873-1961). *Lancet*. 353(9150): 416.

22. Fields DR (2009). *The Other Brain*. Simon & Schuster: New York.

23. Rizzoli SO, Betz WJ (2005). Synaptic vesicle pools. *Nat Rev Neurosci*. 6(1):57-69.

24. Weihe E, Eiden LE. (2000). Chemical neuroanatomy of the vesicular amine transporters. *FASEB J.* 14(15):2435-2449.

chapter3 心智健康的關鍵：營養素

25. Hoffer A. (2005). *Adventures in Psychiatry. The Scientific Memoirs of Dr. Abram Hoffer.* KOS Publishing: Toronto.

26. Wittenborn JR, Weber ESP, Brown M. (1973). Niacin in the long-term treatment of schizophrenia. *Arch Gen Psychiatry.* 28:308-315.

27. McGinnis W, Audhya T, Walsh WJ, et al. (2008). Discerning the mauve factor, part 1. *Altern Ther Health Med.* 14(2):40-50.

28. Pfeiffer CC. (1976). *Mental and Elemental Nutrients: A Physician's Guide to Nutrition and Health Care.* Keats Publishing: New Canaan, CT.

29. Pfeiffer CC, Mailloux BS, Forsythe BA. (1970). *The Schizophrenias: Ours to conquer.* Bio-Communications Press: Wichita, KS.

30. Walsh WJ, Glab LB, Haakenson ML. (2004). Reduced violent behavior following biochemical therapy. *Physiol Behav.* 82:835-839.

31. Owen CA. (1982). *Biochemical aspects of copper, occurrence, assay, and interrelationships.* Noyes Publications: Park Ridge, NJ.

32. Linder MC. (1991). *Biochemistry of Copper.* Plenum Press: New York.

33. Morgan RF, O'Dell BL. (1977). Effect of copper deficiency on the concentrations of catecholamines and related enzyme activities in the rat brain. *J Neurochem.* 28:207-213.

34. Prohaska JR, Snith TL. (1982). Effect of dietary or genetic copper deficiency on brain catecholamines, trace metals, and enzymes in the rat brain. *J Nutr.* 112:1706-1717.

35. Combs GF. (2008). *The Vitamins: Fundamental Aspects in Nutrition and Health.* Elsevier:San Diego, CA.

36. Food and Nutrition Board, Institute of Medicine. (2001). *Dietary Reference Intakes:Vitamins.* The National Academies Press: Washington, DC.

37. Berger M, Gray JA, Roth BL. (2009). The expanded biology of serotonin. *Ann Rev Med.* 60:355-366.

38. Elsworth JD, Roth RH. (1997). Dopamine synthesis, uptake, metabolism, and receptors: relevance to gene therapy of Parkinson's disease. *Exp Neurol.* 144(1): 4-9.

39. Tapia R. (1975). Biochemical pharmacology of GABA in CNS. In: Iversen LL, IversenSD, Snyder SH, eds. *Handbook of Psychopharmacology.* Vol 4. Plenum Press: New York;1-58.

40. Sauberlich HE. (1999). *Laboratory Tests for the Assessment of Nutritional Status.* CRC Press: New York.

41. Prasad AS. (1993). *Biochemistry of Zinc.* Plenum Press: New York.

42. Walsh WJ, Rehman F. (1997). Methylation syndromes in mental illness. *Abstracts:Society for Neuroscience 27th Annual Meeting* (pt 2). New Orleans, LA, October 25-29.

43. Feighner JP. (1999). Mechanism of action of antidepressant medications. *J Clin Psychiatry.* 60(suppl 4):4-11.

44. Edelman E. (2009). *Natural Healing for Bipolar Disorder.* Borage Books: Eugene, OR.

45. Murray RK, Granner DK, Mayes PA, Rodwell VW. (1993). *Harper's Biochemistry.* 23rd ed. Appleton & Lange: Norwalk, CT; 49-59.

chapter4 外基因學與精神健康

46. Berger SL, Kouzarides T, Schickhatter R, Shilatifard A. (2009). *An operational definition of epigenetics. Genes Dev.* 23(7):781-783.

47. Bird A. (2007). Perceptions of epigenetics. *Nature.* 447(7143):396-398.

48. Tsankova N, Renthal W, Kumar A, Nestler EJ. (2007). Epigenetic regulation in psychiatric disorders. *Nat Rev Neurosci.* 8(5):355-367.

49. Ng HH, Gurdon JB. (2008). Epigenetic inheritance of cell differentiation status. *Cell Cycle.* 7(9):1173-1177.

50. Luger K, Mader AW, Richmond RK, Sargent DF, Richmond TJ. (1997). Crystalstructure of the nucleosome core particle at 2.8 A resolution. *Nature.* 389(6648):251-260.

51. Roth TL, Sodhi M, Kleinmer JE. (2009). Epigenetic mechanisms in schizophrenia. *Biochem Biophy Acta.* 1790(9):869-877.

52. Flight M. (2007). Epigenetics: methylation and schizophrenia. *Nat Rev Neurosci.* 8:910-994.

53. Suzuki MM, Bird AP. (2008). DNA methylation landscapes: provocative insights from epigenomics. *Nat Rev. Genet.* 9(6):465-476.

54. Kouzarides T. (2007). Chromatin modifications and their function. *Cell.* 128(4):693-705.

55. Miranda TB, Jones PA. (2007). DNA methylation: The nuts and bolts of repression. *J Cell Physiol.* 213(2):384-390.

56. Latchman DS. (1997). Transcription factors: an overview. *Int J Biochem.* Cell Biol. 29(12):1305-1312.

57. Nelson DL, Cox MM. (2000). *Lehninger Principles of Biochemistry.* 3rd ed. Worth Publishing: New York.

58. Avalos JL, Bever KM, Wolberger C. (2005). Mechanism of sirtuin inhibition by nicotinamide: altering the NAD+ cosubstrate specificity of a Sir2 enzyme. *Mol Cell.*17(6):855-868.

59. Luka Z, Moss F, Loukachevitch LV, Bornhop DJ, Wagner C. (2011). Histone demethylase LSD1 is a folate-binding protein. *Biochemistry.* 50(21):4750-4756.

60. Jenuwein T, Allis CD. (2001). Translating the histone code. *Science.* 293(5532):1074-1080.

61. Preskorn SH, Ross R, Stanga CY. (2004). Selective serotonin reuptake inhibitors. In: *Antidepressants: Past, Present and Future.* Springer: Berlin; 241-262.

62. Sharma RP. (2005). Schizophrenia, epigenetics and ligand-activated nuclear reactions: a framework for chromatin therapeutics. *Schizophr Res.* 72(2-3):77-90.

63. Petronis A. (2004). The origin of schizophrenia: genetic thesis, epigenetic antithesis, and resolving synthesis. *Biol Psychiatry.* 55:965-970.

64. Bilstufi G, VanDette E, Matsui S, Smiraglia DJ. (2010). Mild folate deficiency induces genetic and epigenetic instability and phenotype changes in prostate cancer cells. *BMC Biol.* 8:6.

65. Maulik N, Maulik G, eds. (2011). *Nutrition, Epigenetic Mechanisms, and Human Disease.*CRC Press: Boca Raton, FL.

66. Pogribny IP, Tryndyak VP, Muskhelishvili L, Rusyn I, Ross SA. (2007). Methyldeficiency, alterations in global histone modifications, and carcinogenesis. *J Nutr*.137:216S-222S.

67. Litt MD, Simpson M, Recillas-Targa F, Prioleau MN, Felsenfeld G. (2001). Transitionsin histone acetylation reveal boundaries of three separately regulated neighboringl oci. *EMBO J.* 20(9):2224-2235.

68. Bredy TW, Sun Ye, Kobor MS. (2010). How the epigenome contributes to the development of psychiatric disorders. *Dev Psychobiol*. 52(4):331-342.

69. James SJ, Melnyk SB, Jernigan S, Janak L, Cutler P, Neubrander JM. (2004). Metabolic biomarkers of increased oxidative stress and impaired methylation capacity in children with autism. *Amer J Clin Nutr*. 80:1611-1117.

70. Deth RC. (2003). *Molecular Origins of Attention: The Dopamine-Folate Connection*. Kluwer Academic Publishers: Norwell, MA.

71. Walsh WJ. (2010). Oxidative stress, undermethylation, and epigenetics—The Bermuda triangle of autism. *The Autism File*. 35:30-35.

72. Walsh WJ. (July 23, 2010). Nutrient therapy for mental illness. *Irish Medical Times*.Available at www.imt.ie/opinion/guests/2010/07/nutrient-therapy-for-mental-illness.html.

73. American Psychiatric Association. (2000). *Diagnostic and statistical manual of mentaldisorders, Fourth Edition (Text Revision)*. American Psychiatric Press: Washington, DC.

74. Jablonka E, Gal R. (2009). Transgenerational Epigenetic Inheritance: Prevalence,Mechanisms, and Implications for the Study of Heredity and Evolution. *Q Rev Biol*.84(2):131-176.

chapter5 思覺失調

75. Evans K, McGrath J, Milns R. (2003). Searching for schizophrenia in ancient Greek and Roman literature: a systematic review. *Acta Psychiatrica Scandinavica*. 107(5):323-330.

76. Alexander FG, Selesnick ST. (1966). *The History of Psychiatry. An Evaluation of Psychiatric Thought and Practice from Prehistoric Times to the Present*. Harper and Row: New York.

77. Kruger S, Braunig P. (2000). Ewald Hecker, 1843-1900. *Am J Psychiatry*. 157:1220.

78. Meyer A. (1910). The nature and conception of dementia praecox. *J Abnorm Psychol*. 5(5):247-285.

79. Kraepelin E. (1907). *Text book of psychiatry*. 7th ed. Diefendorf AR, trans. Macmillan:London.

80. Kuhn R. (2004). Eugen Bleuler's concepts of psychopathology. *Hist Psychiatry*. 15(3):361-366.

81. Freud S, trans, Brill AA. (1938). *The Basic Writings by Sigmund Freud*. Random House:New York.

82. Adler A, trans, Brett C. (1992). *Understanding Human Nature*. Oneworld Publications Ltd.: London.

83. Jung CJ, trans, Adler G, Hull RFC. (1970). *The Collected Works of C. J. Jung*. Vol 1. Princeton University Press: Princeton, NJ.

84. Schildkraut JJ. (1965). The catecholamine hypothesis of affective disorders: a review of supporting evidence. *Amer J Psychiatry*. 122:609-622.

85. Slater E, Cowle V. (1971). *The Genetics of Mental Disorders*. Oxford University Press: London.

86. Mathews M, Muzina DJ. (2007). Atypical antipsychotics: new drugs, new challenges. *Cleve Clin J Med*. 74(8):597-606.

87. Lieberman JA, Stroup TS, McEvoy JP, et al. (2005). Effectiveness of antipsychotic drugs inpatients with chronic schizophrenia. *NEJM*. 353(12):1209-1223.

88. Ho BC, Andersen NC, Ziebell S, Pierson R, Magnotta V. (2011). Long-term antipsychotic treatment and brain volumes: a longitudinal study of first-episode schizophrenia. *Arch Gen Psych*. 68:2.

89. Carlsson A. (2003). Half-century of neurotransmitter research: impact on neurology andpsy chiatry. In: Jornvall H, ed. *Nobel Lectures in Physiology or Medicine 1996-2000*. World Scientific Publishing Co.: Singapore.

90. Carlsson A. (1987). The dopamine hypothesis of schizophrenia 20 years later. In: Haffler H, Gattaz WF, Janzarik W, eds. *Search for the Cause of Schizophrenia*. Springer-Verlag: Berlin Heidelberg; 223-235.

91. Olney JW, Newcomer JW, Farber BB. (1999). NMDA receptor hypofunction model of schizophrenia. *Journal of Psychiatric Research*, 33, 523-533.

92. Javitt DC, Zukin SR. (1991). Recent advances in the phencyclidine model of schizophrenia *Am J Psychiatry*. 148:1301-1308.

93. Lane HY, Chang YC, Liu YC, Chiu CC, Tsai GE. (2005). Sarcosine or D-serine add-ontreatment for acute exacerbation of schizophrenia—a randomized, double-blind, placebo-controlled study. *Arch Gen Psychiatry*. 62:1196-1204.

94. Mahadik SP, Mukherjee S. (1996). Free radical pathology and antioxidant defense inschizophrenia: a review. *Schizophr Res*. 19:1-17.

95. Tosic M, Ott J, Barral S, et al. (2006). Schizophrenia and oxidative stress: glutamate cysteine ligase modifier as a susceptibility gene. *Am J Hum Genet*. 79(3):586-592.

96. Liebermann JA. (1999). Is schizophrenia a neurodegenerative disorder? A clinical and neurobiological perspective. *Biol Psychiatry*. 46(6):729-739.

97. Gottesman II, Shields J, Hanson DR. (1982). *Schizophrenia—The Epigenetic Puzzle.*Cambridge University Press. Cambridge, UK.

98. Petronis A, Paterson AD, Kennedy JL. (1999). Schizophrenia: An Epigenetic Puzzle? *Schizophr Bull*. 1999;25(4):639-655.

99. Freedman R, Adler LE, Leonard S. (1999). Alternative phenotypes for the complex genetics of schizophrenia. *Biol Psychiatry*. 45(5):551-558.

100. Petronis A, Gottesman II, Peixiang K, et al. (2003). Monozygotic twins exhibit numerous epigenetic differences: clues to twin discordance? *Schizophr Bull*. 29(1):169-178.

101. Kundakovic M, Chen Y, Costa E, Grayson DR. (2007). DNA methyltransferase inhibitors coordinately induce expression of the human reelin and GAD67 genes. *Mol Pharmacol*. 71:644-653.

102. Waltrip RW, Carrigan DR, Carpenter WT. (1990). Immunopathology and viral reactivation. A general theory of schizophrenia. *J Nerv Ment Dis*. 178(12):729-738.

103. Lane N. Born to the purple: the story of porphyria. (2002, December 16). *Sci Am*.

chapter6 憂鬱

104. Lopez-Munoz F, Bhatara VS, Alamo C. (2004). Historical approach to reserpine discovery and its introduction in psychiatry. *Actas Esp Psiquiatr*. 32(6):387-395.

105. Schatzberg AF, Nemeroff CB. (2009). *Textbook of Psychopharmacology*. American Psychiatric Publishing, Inc.: Arlington VA.

106. Hirschfeld RM. (2000). History and evolution of the monoamine hypothesis of depression. *J Clin Psychiatry*. 61(suppl 6):4-6.

107. *Physician's Desk Reference* 2010. Thompson PDR: Montvale, NJ.

108. Fava M, Borus, JS, Alpert JE, Nierenberg AA, Rosenbaum JF, Bottiglieri T. (1997).Folate, vitamin B12, and homocysteine in major depressive disorder. *Am J Psychiatry*.154(3):426-428.

109. Larkin RW. (2007). *Comprehending Columbine*. Temple University Press: Philadelphia.

110. Brewer GJ. (2000). Recognition, diagnosis, and management of Wilson's disease. *Proc Soc Exp Biol Med*. 223(1)39-46.

111. Crayton JW, Walsh WJ. (2007). Elevated serum copper levels in women with a history ofpost-partum depression. *J Trace Elements Med Biol*. 21:17-21.

112. Klassen CD. (1996). *Casarett & Doull's Toxicology*, the Basic Science of Poisons. 5th ed. McGraw-Hill: New York.

chapter7 自閉症

113. Kanner L. (1943). Autistic disturbances of affective contact. *Nerv Child*. 2:217-250.

114. Kanner L, ed. (1973). *Childhood Psychosis: Initial Studies and New Insights*. V. H. Winston:Washington, DC.

115. Monitoring network, United States, 2006. (2006). *MMWR Surveillance Summaries*. Centers for Disease Control and Prevention: Washington, DC.

116. Freitag CM. (2007). The genetics of autistic disorders and its clinical relevance: areview of the literature. *Mol Psychiatry*. 12(1):2-22.

117. Stefanatos GA. (2008). Regression in autistic spectrum disorders. *Neuropsychol Rev*. 18(4):305-319.

118. Bettelheim B. (1967). *The Empty Fortress: Infantile Autism and the Birth of the Self*. The Free Press: New York.

119. Walsh WJ, Usman A, Tarpey J. Disordered metal metabolism in a large autismpopulation. *Proceedings of the American Psychiatric Association*. New Research: Abstract NR109; May 9, 2001, New Orleans, LA.

120. Dziobek I, Bahnermann M, Convit A, Heekeren HR. (2010). The role of the fusiform-amygdalasystem in the pathophysiology of autism. *Arch Gen Psychiatry*. 67(4)397-405.

121. Kemper TL, Baumann M. (1998). Neuropathology of infantile autism. *J Neuropathol Exp Neurol*. 57:645-652.

122. Bauman ML, Kemper TL. (2005). Neuroanatomic observations of the brain inautism. *Int J Dev Neurosci*. 23:183-187.

123. Casanova MF. (2004). White matter increase and minicolumns in autism. *Ann Neurol*.56:453.

124. Casanova MF, Buxhoeveden D, Switala A, Roy E. (2002). Minicolumnar pathologyin autism. *Neurology*. 58:428-432.

125. Evans TA, Siedlak SL, Lu L, McGinnis W, Walsh W, et al. (2008). The autisticphenotype exhibits a remarkably localized modification of brain protein by productsof free radical-induced lipid oxidation. *Am J Biochem Biotech*. 4(2):61-72.

126. Courchesne E, Carper R, Akshoomoof N. (2003). Evidence of brain overgrowth inthe first year of life in autism. *JAMA*. 290(3):337-344.

127. Vargas DL, Nascimbene C, Krishnan C, Zimmerman AW, Pardo CA. (2005).Neuroglial activation and neuroinflammation in the brain of patients with autism.*Ann Neurol*. 55(2):257-267.

128. Pangborn J, Baker SM. (2005). *Autism: Effective Biomedical Treatments*. Autism ResearchInstitute: San Diego, CA.

129. Russo AJ. (2009). Decreased serum Cu/Zn SOD in children with autism. *Nutr Metab Insights*. 2:27-35.

130. Keenan M, Henderson M, Kerr KP, Dillenburger K, eds.. (2005). *Applied Behaviour Analysis And Autism: Building a Future Together.* Jessica Kingsley Publishers: London.

131. Kearney AJ. (2007). *Understanding Applied Behavior Anaylsis: An Introduction to ABA forParents, Teachers, and Other Professionals.* Jessica Kingsley Publishers: London.

132. Barbera M, Rasmussen T. (2007). *The Verbal Behavior Approach: How to Teach Childrenwith Autism and Related Disorders.* Jessica Kingsley Publishers: London.

133. Hibbs ED, Jensen PS, eds. (2005). *Psychosocial Treatments for Child and AdolescentDisorders: Empirically Based Strategies for Clinical Practice.* *2nd ed.* American Psychological Association: Washington, DC.

134. Cooper JO, Heron TE, Heward WL. (2007). *Applied Behavior Analysis.* 2nd ed. Prentice Hall: Upper Saddle River, NJ.

135. Simpson RL. (1999). Early Intervention with Children with Autism: The Searchfor Best Practices. *J Assoc Persons with Severe Handicaps.* 24(3):218-221.

136. US Department of Health & Human Services. (1999). *Mental Health: A Report of the Surgeon General—Executive Summary.* US Department of Health & Human Services, Substance Abuse and Mental Health Services Administration, Centerfor Mental Health Services, National Institutes of Health, National Institute of Mental Health: Rockville, MD.

137. Pardo CA, Vargas DL, Zimmerman AW. (2005). Immunity, neuroglia and neuroinflammation in autism. *Int Rev Psychiatry.* 17(6):485.

138. Reichelt KL, Knivsberg A-M, Lind G, Nodland M. (1991). Probable etiology andpossible treatment of childhood autism. *Brain Dysfunct.* 4:308-319.

139. Jain KK. (1996). *Textbook of Hyperbaric Medicine.* 2nd ed. Hogrefe and Huber Publishers, Inc.: Cambridge, MA.

140. Walsh W (2012). Risperdal and brain shrinkage: a warning for autism families. *Autism Science Digest.* 4:128.

141. McCracken JT, McGough J, Shah B. (2002). Risperidone in children with autism and serious behavioral problems. *NEJM.* 347:314-321.

142. Dorph-Peterson K-A, Pierri JN, Sun Z, Sampson AR, Lewis DA (2005). The influence of chronic exposure to antipsychotic medications on brain size before and after tissue fixation: a comparison of haloperidol and olanzapine in macaque monkeys. *Neuropsycopharmacology*. 30(9): 1649-61.

143. Konopaske GT, Dorph-Peterson K-A, Pierri JN, Wu Q, Sampson AR, Lewis DA(2007). Effect of chronic exposure to antipsychotic medications on cell numbers in the parietal cortex of macaque monkeys. *Neuropsychopharmacology*. 32(6): 1216-23.

144. Konopaske GT, Dorph-Peterson K-A, Sweet RA, Pierri JN, Zhang W, SampsonAR, Lewis DA (2008). Effect of chronic antipsychotic exposure on astrocyte and oligodendrocyte numbers in macaque monkeys. *Biol Psychiatry*. 63(8): 759-765.

145. Harrison PJ, Lewis DA (2003). Neuropathology of schizophrenia. In: Hirsch S,Weinberger DR, eds. *Schizophrenia*. 2nd ed. Oxford, England: Blackwell ScienceLtd (310-325).

146. Lewis DA (2011). Antipsychotic medications and brain volume. Do we have cause for concern? (Editorial). *Arch Gen Psych,* 68(2): 126-7.

147. Walsh WJ, Usman AL, inventors. Nutrient Supplements and Methods for Treating Autism and for Preventing the Onset of Autism. US Patent No. 7,232,575; June 19,2007.

148. Stromland K, Nordin V, Miller M, Akerstrom B, Gilberg C. (1994). Autism in thalidomide embryopathy: a population study. *Dev Med Child Neurol.* 36(4):351-356.

149. Tost J. (2008). *Epigenetics.* Chapter 16 (371-376). Caister Academic Press: Norfolk,UK.

chapter8 行為障礙及過動暨注意力缺失症候群

150. Walsh WJ, Glab LB, Haakenson ML. (2004). Reduced violent behavior following biochemical therapy. *Physiol Behav.* 82:835-839.

151. Wilson JQ, Herrnstein RJ. (1985). *Crime and human nature.* New York: Simon and Schuster.

chapter9 阿茲海默症

152. Graeber MB, Mehraein P. (1999). Reanalysis of the first case of Alzheimer's disease. *Eur Arch Psychiatry Clin Neurosci.* 249(suppl 3):10-13.

153. Kraepelin E. (1910). Psychiatrie: Ein Lehrbuch fur Studierende und Arzte. *Leipzig: Barth.* 1910:593-632.

154. Folstein MF, Folstein SE, McHugh PR. (1975). Mini-mental state. A practical method for grading the cognitive state of patients for the clinician. *J Psychiatric Res.* 12(3):189-198.

155. Robbins TW, James M, Owen AM, Sahakian BJ, McInnes L, Rabbitt P. (1994).Cambridge Neuropsychological Test Automated Battery (CANTAB): a factoranalytic study of a large sample of normal elderly volunteers. *Dementia.* 5(5):266-281.

156. Hoyert DL, Rosenberg HM. (1997). Alzheimer's disease as a cause of death in the United States. *Public Health Rep.* 112(6):497-505.

157. Campion D, Brice A, Hannequin D, et al. (1995). A large pedigree with early-onset Alzheimer's disease: clinical, neuropathologic, and genetic characterization. *Neurology.* 45(1):80-85.

158. Saunders AM, Schmader K, Breitner JCS, et al. (1993). Apolipoprotein E epsilon 4 allele distributions in late-onset Alzheimer's disease and in other amyloid-forming diseases. *Lancet.* 342:710-711.

159. Katzman R, Bick K. (2000). *Alzheimer Disease: The Changing View.* Academic Press:London.

160. Plassman BL, Havlik RJ, Steffens DC, et al. (2000). Documented head injury in early adulthood and risk of Alzheimer's disease and other dementias. *Neurology.* 55(8):1158-1166.

161. Roberts AH. (1969). *Brain Damage in Boxers.* Pitman Medical Scientific Publishing Co.: London.

162. Roe CM, Mintun MA, D'Angelo G, Xiong C, Grant EA, Morris JC. (2008).Alzheimer's disease and cognitive reserve. *Arch Neurol.* 65(11):1467-1471.

163. Scarmeas N. (2006). Education and rates of cognitive decline in incident Alzheimer'sdisease. *J Neurol Neurosurg Psychiatry.* 77:308-316.

164. Wilson RS, Mendes de Leon CF, Barnes LI, et al. Participation in cognitively stimulating activities and risk of incident Alzheimer disease. *JAMA.* Feb 13, 2002.

165. Larson EB. (2008). Physical activity for older adults at risk for Alzheimer disease. *JAMA.* 300(9):1077-1079.

166. Mielke MM, Rosenberg PB, Tschanz J, et al. (2007). Vascular factors predict rate of progression in Alzheimer disease. *Neurology.* 69:1850-1858.

167. Truelsen T, Thudium D, Gronbaek M. (2002). Amount and type of alcohol and risk ofdementia: The Copenhagen Heart Study. *Neurology.* 59:1313-1319.

168. Mruthinti S, Schade RF, Harrell DU, et al. (2006). Autoimmunity in Alzheimer'sDisease as evidenced by plasma immunoreactivity against RAGE and Aβ42:complication of diabetes. *Curr Alzheimer Res.* 3(3):229-235.

169. Cornett CR, Markesbery WR, Ehmann WD. (1998). Imbalances of trace elements related to oxidative damage in Alzheimer's disease brain. *Neurotoxicity.* 19:339-346.

170. Solfrizzi V, Panza F, Capurso A. (2003). The role of diet in cognitive decline. *J NeuralTrans.* 110:95-110.

171. Seshadri S, Beiser A, Selhub J, et al. (2002). Plasma homocysteine as a risk factor for dementia and Alzheimer's disease. *NEJM.* 346:476-483.

172. Boiler F, Forette F. (1989). Alzheimer's disease and THA: a review of the cholinergic theory and of preliminary results. *Biomed Pharmacother.* 43(7):487-491.

173. Davis KL, Mohs RC, Marin D, et al. (1999). Cholinergic markers in elderly patient swith early signs of Alzheimer disease. *JAMA.* 281(15):1401-1406.

174. Shankar GM, Li S, Mehta TH, et al. (2008). Amyloid-beta protein dimers isolated directly from Alzheimer's brains impair synaptic plasticity and memory. *Nat Med.*14(8):837-842.

175. Hartmann T, Bieger SC, Bruhl B, et al. (1997). Distinct sites of intracellular production for Alzheimer's disease A beta40/42 amyloid peptides. *Nat Med.* 3(9):1016-1020.

176. Schenk D, Barbour R, Dunn W, et al. (1999). Immunization with amyloid-beta attenuates Alzheimer-disease-like pathology in the PDAPP mouse. *Nature.* 400:173-177.

177. Town T. (2009). Alternative Aβ immunotherapy approaches for Alzheimer's disease. *CNS Neurol Disord Drug Targets.* 8(2):114-127.

178. Blennow K, Wallin A, Agren H, Spenger C, Siegfried J, Vanmechelen E. (1995).Tau protein in cerebrospinal fluid: a biochemical marker for axonal degeneration in Alzheimer disease? *Mol Chem Neuropathol.* 26(3)231-245.

179. Zhang Q, Powers ET, Nieva J, et al. (2004). Metabolite-initiated protein misfolding may trigger Alzheimer's disease. *Proc Natl Acad Sci.* 101(14):4752-4757.

180. Markesbery WR. (1997). Oxidative stress hypothesis in Alzheimer's disease. *Free Radic Biol Med.* 23(1):134-147.

181. Perry G, Cash AD, Smith MA. (2002). *Alzheimer disease and oxidative stress. J Biomed Biotechnol.* 2(3):120-123.

182. Lee HP, Zhu X, Casadesus G, et al. (2010). Antioxidant approaches for the treatment of Alzheimer's disease. *Expert Rev Neurother.* 10(7):1201-1208.

183. Hung YH, Bush AI, Cherny RA. (2010). Copper in the brain and Alzheimer's disease. *J Biol Inorg Chem.* 15(1):61-76.

184. House E, Mold M, Collingwood J, Baldwin A, Goodwin S, Exley C. (2009). Copper Abolishes the β-Sheet Secondary Structure of Preformed Amyloid Fibrils of Amyloid-β. *J Alzheimer's Dis.* 18:811-817.

185. Yang XH, Huang HC, Chen L, Xu W, Jiang ZF. (2009). Coordinating to three histidine residues: Cu(II) promotes oligomeric and fibrillar amyloid-β peptide toprecipitate in a non-β aggregation way. *J Alzheimer's Dis.* 18(4):799-810.

186. Walsh WJ, Lai B, Bazan N, Lukiw WL. (March 1, 2005). Trace metal analysis in Alzheimer's disease tissues using high-brilliance x-ray beams. *Proceedings of the 6th Keele Meeting on Trace Metals and Neurotoxicity in the Brain.* Portugal.

chapter10 營養治療的臨床指引

187. Yu WH, Lukiw WJ, Bergeron C, Niznik HB, Fraser PE. (2001). Metallothionein IIIis reduced in Alzheimer's disease. *Brain Res.* 894(1):37-45.

188. Uchida Y, Takio K,Titani K, Ihara Y, Tomonaga M. (1991). The growth inhibitory factorthat is deficient in the Alzheimer's-disease brain is a 68-amino acid metallothionein-like protein. *Neuron.* 7(2):337-347.

189. LaRowe SD, Myrick H, Kalivas PW, et al. (2007). Is cocaine desire reduced by N-acetylcysteine? *Am J Psychiatry.* 164:1115-1117.

190. Vengeliene V, Kiefer F, Spanagel R. (2011). D-cycloserine facilitates extinction of alcohol-seeking behavior in rats. *Alcohol and Alcoholism.* 43(6):626-629.

191. Lovinger DM, White G, Weight FF. (1989). Ethanol inhibits NMDA-activated ion current in hippocampal neurons. *Science.* 243(4899):1721-1724.

營力
養的量 **NUTRIENT POWER**
HEAL YOUR CHEMISTRY AND
HEAL YOUR BRAIN

本書相關名詞解釋補充

1. 腎上腺色素假說（Adrenochrome theory）：
   此假說認為，思覺失調病人之所以發病，是起因於無法移除會引發幻覺的腎上腺色素代謝產物。

2. 鹼性（Alkaline(basic)）：
   酸鹼值 PH 大於 7。

3. 神經性厭食症（Anorexia nervosa）：
   一種飲食障礙，對體重增加有不合理的懼怕，過度認定自己肥胖，即使已經體重過輕依然拒絕增加體重。此為一個嚴重的精神疾病，有很高的死亡率。

4. 腦庫（Brain bank）：
   蒐集大腦組織的研究機構，用意為研究自閉症、阿茲海默症等神經系統疾病。

5. 暴食症（Bulemia）：
   一種飲食障礙，特徵就是反覆的大吃，吃完後會催吐或使用瀉劑、灌腸劑，來避免體重增加的行為。

6. 對照試驗（Controlled study）：
   臨床研究的一種方法，比對接受治療（試驗組）跟沒有接受治療（對照組）間差異。

7. 雙盲試驗（Double-blind study）：
   臨床試驗的方法之一，過程中受試者與測試者都不知道關鍵步驟（服用藥物）是誰，藉以消除選擇偏差跟評估安慰劑效應。

8. 法醫學（Forensics）：
   處理針對法院審理的相關問題（特別是犯罪）時所需的醫學知識。

9. 基因學（Genetics）：
生物學的一個分支，主要是處理遺傳相關問題，特別是遺傳跟遺傳變異的機制。

10. 基因組（Genome）：
生物所有遺傳訊息的集合。

11. 高基氏體（Golgi apparatus）：
細胞核內的一個胞器，將來自內質網的蛋白質及脂肪處理後送出細胞核。

12. 霍桑效應（Hawthorne effect）：
又稱霍索恩效應，是心理學上的一種實驗者效應，是指當被觀察者知道自己成為被觀察對象，而改變行為傾向的反應。

13. 高血銅症（Hypercupermia）：
礦物質代謝異常的一種，導致血液及體內組織銅濃度過高。

14. 代謝症候群（Metabolic syndrome）：
潛在致命的症候群，包含血壓上升、肥胖、高膽固醇、及胰島素阻抗；有部分抗精神病劑可能引起此症候群。

15. N- 甲基 -D- 天冬氨酸受體（N-methyl-D-aspartate (NMDA) receptor）：
麩胺酸受器的一種，結構上頗為複雜，需要與麩胺酸及甘胺酸同時結合才會被活化。被認為與思覺失調的神經病理有關，同時也與正常生理的學習及記憶有關。

16. 奈克（Nanogram）：
質量的單位，等於 0.001 微克。

17. 胜肽（Peptide）：
由氨基酸構成的化合物，當構成數目超過一定數量，則會被稱為蛋白質。很多參與重要生化反應的物質，如荷爾蒙等等，就是胜肽。

18. 光子束（Photon beams）：
由一般可見光、伽馬射線、X 光形成的一個集中的強化光束。

19. 血漿（Plasma）：
血液中液體的部分。

20. 突觸前細胞膜（Presynaptic membrane）：
軸突上與臨近細胞接鄰的細胞膜（中間隔著突觸），從此釋出神經介質活化或者抑制突觸後的神經元。

21. 突觸前細胞膜蛋白（Presynnatic membrane protein）：
囊泡壁、突觸前細胞膜及細胞溶質內的一種專化蛋白質，主要功能為協助囊泡的形成與結合，及偵測鈣離子與神經介質的釋放。

22. 浦金氏細胞（Purkinje cells）：
大腦皮質中一種大型神經元，形狀像燒瓶，有為數眾多的樹突跟一條十分細長的軸突。

23. 毛髮免疫分析（Radioimmune assay of hair，RIAH test）：
實驗室的一種檢驗方法，用來檢測嗎啡、古柯鹼、天使塵等毒品的使用量跟使用時間。

24. 每日建議劑量（Recommended dietary allowance，RDA）：
政府所做針對健康成人的每日蛋白質、維生素及礦物質建議劑量。

25. 內質網（Reticulum）：
細胞內的結構之一，接受 RNA 從 DNA 帶來的基因訊息，以製造蛋白質、脂質，及保護細胞免於受毒素影響。

26. 核糖核酸（Ribonucleic acid，RNA）：
從 DNA 轉錄出來的單股分子，提供內質網轉譯蛋白質所需的基因訊息。

27. 血清（Serum）：
全血凝血後被分離出來澄清的液體。

28. 左旋甲狀腺素（Synthroid）：
一種天然的甲狀腺素，被使用來治療甲狀腺功能低下。

29. 跨膜蛋白（Transmembrane protein）：
一種線狀或球狀的蛋白質，橫跨細胞膜並作為營養素、神經介質等進出細胞的通道。

30. 未經治療的（Treatment naïve）：
指有特定病症但還沒接受任何治療的患者。

31. 三環胺（Tricyclic amines）：
抗憂鬱劑的一種，有三個環狀結構，在選擇性血清素回收阻斷劑（SNRI）跟選擇性血清素及正腎上腺素回收阻斷劑（SNRI）問世前，是最主要的抗憂鬱劑。

附錄 A ／ 甲基化

導言

甲基化，是維持人體正常運作的一個重要生化反應。

它指的是在一個原子或分子加上一個甲基（-CH$_3$）。甲基參與身體跟大腦中許多重要的生化反應，對身心健康有很大的影響。此外，甲基化狀態也會影響一個人的個性跟行為特質。例如，完美主義、執著、高成就、強迫傾向及季節性過敏，就與甲基化偏低有關（因為甲基低下的人會有過高的組織胺）。而甲基化偏高的典型特質，則是絕佳的社交技巧、交遊廣闊、不好競爭、較浪漫（喜歡音樂與藝術）、對化學物質及食物敏感，及高焦慮傾向。

不幸地，甲基化狀態的失衡，給許多人帶來障礙及困擾，因為它是影響我們外基因表現最重要的因子之一。外基因相關的研究，將使我們對癌症、心臟、精神等疾病完全改觀。

過去許多被認為本質上是基因問題，而束手無策的疾病，其實都是外基因的障礙，同時也是可以治療的。未來醫學的主要進展，很可能就是找出矯正甲基化異常的根本性方法。

甲基化異常疾病的盛行率

我過去收集近三萬多人的生化檢驗資料，約百分之七十的人甲基化正常，百分之二十二偏低，而百分之八是偏高。然而，超過三分之二患有行為或精神障礙的病人，有甲基化失衡。

　　一個人的甲基化狀態，在子宮內的前幾個月就被初步決定了，並且往往維持終生不變。下面是四種主要的甲基化反應：

原子的甲基化

　　其中一個重要的例子，就是汞及其他重金屬的甲基化，這影響重金屬被肝臟排出的效率，及其後續是否會進入大腦及身體其他器官。

分子的甲基化

　　體內有相當多重要的生化反應，都是甲基由一個分子轉移到另一個分子，此反應通常需要轉甲基酶（methyltransferase）。氨基酸的甲基化，使得我們體內能有各式各樣的蛋白質。

DNA 的甲基化

　　細胞內基因的顯現（通常是製造一種蛋白質）受到 DNA 上胞嘧啶甲基化程度的調控。這個反應主要的位置是在 CpG 島上。除了少數例外，大抵而言，甲基化是抑制基因的表現。不同程度的 CpG 島甲基化，決定了各個基因顯現跟製造蛋白質的速度。

組蛋白的甲基化

　　另一個與基因顯現有關的機制，則是組蛋白的甲基化或者乙醯基化。組蛋白一部分的功能，是提供脆弱 DNA 結構上的支持。組蛋白甲基化的位置多在賴氨酸跟精氨酸上，而甲基化的結果，往往是 DNA 與組蛋白的緊密結合，因此轉錄因子就無法靠近 DNA，於是 DNA 的表現就受到限制。但這個通則也是有例外，在某些組蛋白的位置上，甲基化是會相反地增加基因的表現。

甲基化的實驗室評估

　　一個人的甲基化程度雖會受飲食及環境的影響，但是基因還

是主要的決定因子。大部分的甲基來自飲食中的甲硫氨酸，而甲硫氨酸在體內會被轉換為 S- 腺苷甲硫氨酸（SAMe），SAMe 是一個不穩定的分子，隨時準備將甲基釋出給別的分子，使得人體許多重要的甲基化反應得以進行。SAMe 的製造與調控，是由一個名為單碳循環或甲基循環（One-carbon cycle or methylation cycle）【註1】的複雜生化反應所主導。這個反應需要很多酵素的參與，而酵素很容易受到先天基因的影響，因為酵素乃是由基因表現製造出來的，有許多酵素的分子結構很龐大，例如 MTHFR 這個酵素的結構就含有五百個胺基酸，分子量超過七萬七千。基因要發生變異常，需要好幾個世代的累積（數百年），而分子越大也越容易有變異。

最常見的基因變異是單核苷酸多形性（single nucleotide polymorphisms, SNPs），SNPs 可能會造成酵素結構中的某一個胺基酸被另一個胺基酸替代。例如精胺酸被半胱胺酸替代。

雖然許多 SNPs 不會改變酵素的功能，但是一旦發生，就像 MTHFR 的基因變異，會大幅減少 SAMe 的生成，導致甲基化偏低。而 SAMe 的利用效率低下，尤其是在肌酸（Creatine）【註2】代謝上，則是會造成甲基化偏高。正常來說，單碳循環所製造出來的 SAMe，有百分之七十會被用於肌酸的合成。這個生化反應的所需酵素，如果有 SNP 變異，就可能造成 SAMe 的低度利用與累積。

因為有些 SNPs 會降低甲基化，有些會增加，因此要看這些基因最後的綜合效應。常見的 SNPs 檢測，例如 MTHFR 跟 MS 等，因為本質上是定性而非定量，所以無法藉此評估對身體甲基化程度的影響。那些減少 SAMe 製造的 SNPs 所帶來的效應，往往被造成甲基化上升的 SNPs 給抵銷掉。但決定整體甲基化程度，是治療精神疾病最重要的一環，兩個可以直接評估甲基化程度的檢驗，是 SAMe/SAH 比值及全血組織胺濃度。

單碳循環

　　身體有約一百兆個細胞，而這些細胞都仰賴來自 SAMe 的甲基。SAMe 由我們每天食用的蛋白質中的甲硫氨酸合成而來。穩定的 SAMe 供給對胚胎發展及生命無數的重要生化反應，是不可或缺的。而調整 SAMe 的一個重要途徑就是單碳循環。這個循環包含一連串的生化反應，使得 SAMe 被生成、消耗跟再生成。圖 A-1 就是單碳循環的簡單示意圖，裡頭包含四個主要的步驟：

圖 A-1：甲基循環

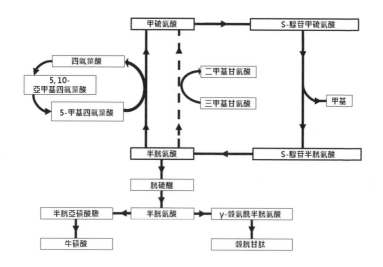

　　第一步：飲食中的甲硫胺酸與三磷酸腺苷（adenosine triphosphate, ATP）結合後形成 SAMe。ATP 可提供能量，並在鎂的協助下推動這個反應的進行。SAMe 隨時都準備將它的甲基釋放出來給其他分子。

第二步：SAMe 在釋出它的甲基後，變成 S-adenosylhomocyeteine（SAH），SAH 可以被回收並用來合成甲硫胺酸。然後，如果 SAH 增加的速度太快，SAMe 釋出甲基的速度就會減緩。因此，SAH 必須能透過生化反應有效率地被移除，人體才能維持正常的甲基化。評估甲基化狀態的黃金準則，就是 SAMe/SAH 比值。

第三步：在健康的人身上，SAH 會被轉換成同半胱氨酸，藉此維持人體適當的甲基化。此化學反應，需要在一個酵素的協助下移除 SAH 的腺苷，而腺苷在腺苷去胺酶（adenosine deaminase, ADA）這個含鋅酵素的幫助下被清除。有相當的證據顯示，自閉症等疾病患者的 ADA 化學活性偏弱。

第四步：一部分的同半胱氨酸被回收，再合成為甲硫胺酸，剩下的則被轉換為胱硫醚。這兩個代謝途徑，對人體健康的維持都十分重要：再合成甲硫胺酸可以協助維持 SAMe；而轉換成胱硫醚代謝路徑（Cystathionine pathway）【註3】的部分，是人體半胱氨酸、穀胱甘肽等重要抗氧化劑的主要來源。

有多少比例會轉往甲硫胺酸（或胱硫醚），取決於當時人體有多少的氧化壓力。也就是說，高氧化壓力會造成甲基化下降，而甲基化下降可以造成氧化壓力的增加，是互為影響、互相加強的（惡性循環）。同半胱氨酸回收成甲硫胺酸，需要 5- 甲基四氫葉酸跟維生素 B_{12} 的存在下，由甲硫胺酸合成酶（methionine synthase）催化完成。或者，三甲基甘胺酸（trimethylglycine, TMG）的存在下，同半胱氨酸也可以接收 TMG 的甲基而形成甲硫胺酸，而 TMG 則變成二甲基甘胺酸（dimethylglycine, DMG）。

/ 註 1/

單碳循環或甲基循環（One-carbon cycle or methylation cycle）：人體細胞的化學循環之一，主要將甲硫氨酸轉換成 SAMe，而 SAMe 會帶著甲基到全身給需要的細胞，而捐出甲基的 SAMe（即 SAH），會再經由一些化學反應而再被轉換回甲硫胺酸。

/ 註 2/

肌酸（Creatine）：人體內自行合成的含氮有機酸，主要功能為提供肌肉所需的能量。運動員常用來增加耐力。

/ 註 3/

胱硫醚代謝路徑（Cystathionine pathway）：人體內將同半胱氨酸轉換成胱硫醚，之後產生半胱氨酸、穀胱甘肽等其他含硫蛋白質的一連串生化反應。

營力
養的量

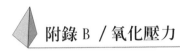

附錄 B ／ 氧化壓力

　　氧化反應，指的是原子或分子的電子被移除，原本單指化學分子與氧氣的反應，後來被拿來泛指所有涉及電子轉移的化學反應。

　　在這個化學反應中，失去電子的分子我們說它被「氧化」，而得到電子的分子，我們說它被「還原」。可以把氧化劑想成企圖去偷其他分子電子的竊賊。我們的體內有數百種氧化還原反應，來維持人體的正常的運作。然而，許多的疾病都涉及抗氧化物不足以處理氧化自由基，以及後續的化學反應，這也就是氧化壓力。

　　氧化自由基是高度活性的不穩定分子，對蛋白質、細胞膜、DNA 及其他重要的化合物造成破壞。

　　適當的氧化壓力對人體有其益處，例如維持免疫功能。當我們的免疫組織對抗感染時，就是利用氧化物過氧化氫（H_2O_2）來消滅細菌。超氧化物跟一氧化氮等氧化物則可以調控血管的張力（藉此維持適當的血壓）。而抗氧化物如穀胱甘肽、半胱氨酸、鋅、矽、過氧化氫酶（Catalase）[註1]、金屬硫蛋白、維生素 C 及維生素 E 等，則可以協助人體避免氧化自由基過度累積。這些抗氧化物，使我們能處理環境毒物、疾病等衍生出來的氧化壓力。氧化自由基跟抗氧化物間，就像一場永不停止的戰爭。長期氧化壓力過多或者抗氧化物不足，所造成的結果就是慢性疾病，包含老化、心臟疾病、癌症、自閉症、阿茲海默症及大多數的精神疾病。最常見的環境氧化壓力來源，包含重金屬、塵霾、殺蟲

劑、菸草、輻射線及工業污染物。

大多數的氧化自由基可以被穀胱甘肽、鋅、過氧化氫酶、褪黑激素、維生素 C 等抗氧化物中和掉。然而，高度破壞性的超氧化物（O_2-）則需要特別的處理，超氧化物在粒腺體本身就會自然形成，因此有效率的移除才能避免細胞蛋白質、DNA 及細胞膜受到傷害。這需要兩個化學步驟，首先是超氧化物岐化酶（Superoxide dismutase, SOD）[註2]將超氧化物轉換成過氧化氫及氧氣，過氧化氫就可以被穀胱甘肽等抗氧化物中和掉。而主要的岐化酶就是含銅、鋅、錳等礦物質的酵素，例如，攜銅蛋白這個血液中主要的銅結合蛋白，同時也有岐化酶的功能。

近來，有許多研究將注意力放到氧化壓力與精神疾病成因間的關係。不少專家學者認為，氧化壓力是思覺失調、雙極性疾患、自閉症、阿茲海默症及帕金森氏症的主要成因。先進的抗氧化療法，或許可以為這些疾病的治療帶來一線曙光。

/ 註1/
過氧化氫酶（Catalase）：抗氧化酵素，將過氧化氫分解成水與氧氣。

/ 註2/
超氧化物岐化酶（Superoxide dismutase, SOD）：金屬酵素（metalloenzyme）的一種，可以將超氧化物自由基轉換成較不具傷害性的過氧化氫。

附錄 C / 金屬硫蛋白

導言

金屬硫蛋白（metallothionein, MT）對精神健康至關重要。

金屬硫蛋白功能異常與 ADHD、自閉症、思覺失調、阿茲海默症及帕金森氏症有關。金屬硫蛋白有許多重要的功能：

- ·協助早期大腦發展。
- ·強力抗氧化物。
- ·協助代謝汞等毒性金屬。
- ·提升腸道及大腦障壁的功能。
- ·協助免疫系統的發展與功能維持。
- ·協助將鋅運送到全身的細胞。
- ·維持體內鋅跟銅的恆定。
- ·防止腸道內酵母菌過度生長。
- ·調控胃的酸鹼值。
- ·協助舌頭味蕾的味覺區辨。
- ·保護可以分解酪蛋白及麩質的酵素。
- ·大腦細胞的鋅訊號傳遞。
- ·調控腫瘤壓抑基因的表現。
- ·轉錄因子的調控。

金屬硫蛋白家族

這些蛋白由六十一到六十八個胺基酸構成，人類的金屬硫蛋白都含有二十個半胱氨酸，結構上呈現 S 形，並且對金屬有

很強的結合力。

金屬硫蛋白有四種主要分類，金屬硫蛋白 I 跟金屬硫蛋白 II 在我們體內全身都有，他們的主要功能是調控鋅及銅的恆定、神經元及突觸連結的發展、免疫功能的提升及避免重金屬的毒性傷害。金屬硫蛋白 III 則是在青少年階段大腦進行削減，是去除掉不必要的突觸連結時一個重要的抑制性因子。金屬硫蛋白 IV 則是調控胃酸及味覺分辨。

金屬硫蛋白的合成，需要硫蛋白製造的基因先有適當的表現，然後再將金屬原子加到硫蛋白上，金屬硫蛋白 I 跟金屬硫蛋白 II 含有七個鋅原子，而金屬硫蛋白 III 含有四個銅及三個鋅原子。在受傷、疾病、情緒壓力或毒性金屬暴露的情況下，金屬硫蛋白會被誘發而被加速製造出來。這是我們身體主要的抗氧化系統。

金屬硫蛋白在大腦的四個區域有較高的濃度：海馬迴、杏仁核、松果體及小腦。海馬迴與認知、語言、學習、記憶及行為控制有關。杏仁核與情緒性記憶及社交行為有關。松果體所分泌的褪黑激素與調控睡眠有關。小腦控制精細動作。當金屬硫蛋白作用減弱，這些區域便會受到影響。

大腦發展

嬰兒時期，大腦裡充滿了細小而密密麻麻的神經元。大腦初期發展的階段，金屬硫蛋白 III 會除去不必要的神經元，讓留下來的神經元能夠成長，並彼此間形成突觸連結。金屬硫蛋白 III 同時也在大腦細胞成長到適當大小時，對它產生抑制。如果在神經發展初期，金屬硫蛋白 III 功能出現異常，則可能造成：

· 神經細胞削減不完整。
· 未完整發展的神經細胞擠成一團，而失去正常功能。
· 大腦容積過度增加。

　　以上現象，都在泛自閉症病患上可以觀察到，也因此使促進金屬硫蛋白的療法被發展出來，因為根據理論，促進金屬硫蛋白應該可以促進大腦發展。同時，此療法也可能對阿茲海默症有幫助，因為阿茲海默症患者的金屬硫蛋白含量非常的低。

重金屬解毒

　　金屬硫蛋白是吸附重金屬的磁鐵，它們跟鉛、鎘、汞等重金屬結合後，使得身體可以將重金屬排出，避免重金屬進入細胞而造成傷害。缺乏金屬硫蛋白的話，就會造成身體毒性金屬累積。

　　金屬硫蛋白需要穀胱甘肽跟硒才能完全發揮作用。在還原態的穀胱甘肽存在下，鋅等礦物質會被運送到硫蛋白裡，而形成 Zn_7MT。然後硫化穀胱甘肽（glutathione disulfide, GSSG）再用鋅來與鉛、鎘、汞、銅交換，以吸附重金屬。細胞內穀胱甘肽的氧化還原狀態決定了鋅的流向，例如，穀胱甘肽本身可以和汞結合，但有一個限度，當超過百分之十的穀胱甘肽變成氧化的 GSSG，GSSG 就會活化金屬硫蛋白來加入處理重金屬的行列。

　　可以這麼說，穀胱甘肽是第一道防線，而金屬硫蛋白是後備支援部隊。硒可以增加汞被金屬硫蛋白吸附的效率約百分之五十。避免重金屬危害，需要有足量的穀胱甘肽、金屬硫蛋白及硒，它們就像是三劍客，保護著我們。

腸道與血腦障蔽

　　腸粘膜上金屬硫蛋白 I 跟金屬硫蛋白 II 的濃度很高，以避免汞、鉛等重金屬進入血液中。從這個角度來看，當金屬硫蛋白功能異常時，腸粘膜就會有漏洞，而形成所謂的腸漏症。在健康的人身上，重金屬會被腸粘膜上的金屬硫蛋白給補抓起來，而每

五到十天，粘膜細胞就會脫落，而重金屬也會跟著糞便被排出體外。由於我們每天都會吸收到重金屬，因此金屬硫蛋白的功能正常與否就十分重要。我們平均每天約攝食進二十微克的汞（主要來自海鮮），而吸進肺部則是約一微克（美國的數據）。

大腦的血腦障蔽，也有很高的金屬硫蛋白濃度，是防止重金屬進入大腦的主要防禦機制。萬一有重金屬穿過血腦障蔽，大腦細胞裡的金屬硫蛋白還可以補強處理。據估計，在健康的人身上，百分之九十的汞一開始就會被擋在腸粘膜外，不會進入身體循環，而進入循環的重金屬中，有百分之九十則是被肝臟的金屬硫蛋白、穀胱甘肽等抗氧化物給處理掉。大腦血腦障蔽的金屬硫蛋白，據信也可以避免血液中百分之九十的重金屬進入大腦。

因此每一千個吃下肚子的汞，約只有一個會進入大腦。但是如果 MT 的功能出現問題，重金屬就會大舉進入大腦，干擾神經介質的合成、破壞髓鞘、引發發炎、增加氧化壓力，最後殺死神經細胞。

有兩個研究指出，阿茲海默症患者的金屬硫蛋白，不到正常人的三分之一，這或許是阿茲海默症患者的大腦細胞，之所以會持續加速死亡的原因。

金屬硫蛋白與腸胃道

腸胃道是全身上下金屬硫蛋白含量最高之處。而腸道裡的金屬硫蛋白有一個重要的功能，那就是釋放出鋅，使得羧肽酶 A（carboxypepidase A）跟氨肽酶（aminopepidase）可以被合成，而這些酵素是分解酪蛋白、麩質等食物蛋白質所必需的。鋅同時也是二肽基肽酶 IV（dipeptidyl peptidase-IV）能否正常運作的重要輔因子，能夠使麥膠蛋白、酪啡肽等含脯胺酸（proline）的蛋白質失效。當金屬硫蛋白功能異常，這些蛋白

就無法被完整分解，因此導致嚴重的免疫反應（過敏）。在我的經驗中，約百分之八十五的自閉症孩童在停止食用含麩質及酪蛋白的食物後，症狀都有所改善。

金屬硫蛋白還有其他功能，例如避免防治腸道發炎與腹瀉，同時它也可以抑制念珠菌的生長，防止酵母菌過度生長。而胃壁細胞含有很多的金屬硫蛋白 IV，可以促進胃酸的分泌。而舌頭表面的金屬硫蛋白 IV，則可以協助味覺區分。

金屬硫蛋白與免疫功能

專家們研究金屬硫蛋白對免疫功能的影響，已經有二十多年。金屬硫蛋白是將鋅運送到全身的最主要運送蛋白，鋅缺乏的話，會造成嚴重的免疫功能失調。學者在動物實驗中發現，在懷孕過程若金屬硫蛋白跟鋅缺乏，會造成胸腺跟淋巴組織的萎縮，使得對抗感染的能力大幅下降。

另外，如果將金屬硫蛋白的相關基因，從實驗室老鼠的基因組中剔除的話，老鼠也是呈現出嚴重的免疫功能低下。

金屬硫蛋白活性低下，也會造成細胞免疫提早過渡到抗體免疫，而導致週邊循環的 T 細胞減少。金屬硫蛋白本身也是抗氧化物，可以中和氧化自由基。當身體受到細菌或病毒的感染時，巨噬細胞跟嗜中性白血球會利用氧化自由基（例如過氧化氫）來對抗細菌跟病毒，當與細菌、病毒的戰爭結束後，巨噬細胞跟嗜中性白血球撤退，留下的殘局就是一堆待清理的氧化自由基，此時金屬硫蛋白就會出來收拾善後，避免身體組織受到傷害。

附錄 D ／臨床資源

醫師

　　目前在美國跟全世界都有許多醫師專攻自閉症治療，讀者可以透過以下機構找到這些醫師：AutismOne（www.autismone.org）、National Autism Association（www.nationalautism.org）、Medical Academy of Pediatric Special Needs（www.medmaps.org）及 Autism Research Institute（www.autism.com）。但不幸的是，很少有醫師能夠診斷及治療由甲基化異常、礦物質代謝異常、重金屬中毒、吡咯代謝異常、脂肪酸缺乏、消化吸收異常、血糖代謝異常等生化失衡造成的大腦功能障礙。

　　以下是部分能提供這類生化／營養素治療的醫師與診所清單：

美國

Mensah Medical

(Dr. Albert Mensah and Dr. Judith Bowman)

4355 Weaver Parkway, Suite 110, Warrenville, IL 60555

Phone: (630) 256-8308

www.mensahmedical.com

Wyngate Health

970 Raymond Ave., Suite 101, St. Paul MN 55114

Phone: (651) 493-4566; Fax: (651) 344-0429

www.wyndgatehealth.com

Dr. Jeanne Drisko, Riordan Endowed Professor of Orthomolecular Medicine

Director, KU Integrative Medicine

University of Kansas Medical Center, Kansas City, KS 66160

Phone: (913) 588-6208

jdrisko@kumc.edu

Dr. Mary Megson (specialty—autism)

Pediatric and Adolescent Ability Center

7229 Forest Avenue, Suite 211, Richmond, VA 23226

Phone: (804) 673-9128

info@megson.com

Dr. Elizbeth Mumper (specialty—autism)

The Rimland Center for Integrative Medicine

Specialty—autism spectrum disorders

2919 Confederate Ave, Lynchburg, VA 24501

Phone: (434) 528-9075

www.rimlandcenter.com

澳洲

Dr. Sharon Chant

Cooroora Family Health

5/3 Station Street, Pomona, Queensland

Phone: (07) 5485-1321; Fax: (07) 5335-1281

Dr. Jocelyn Cullingford

142 Cambridge St, West Leederville, Perth, Western Australia

Phone : (08) 9383-9997

drjcullingford@gmail.com

Dr. Marilyn Dyson, Pathways for Potential

Level 1, 4 William Street, Turramurra, New South Wales 2074

Phone: (02) 9114-6800; Fax: (02) 8068-2574

drdyson@pathwaysforpotential.com.au

Dr. Greg Emerson, Treat the Cause Clinic

3/400 Gregory Terrace, Spring Hill, Queensland

Phone: (07) 3339-7910

www.drgregemerson.com

Dr. Kelly Francis

The Medical Sanctuary

Benowa, QLD 4217

Phone: (07) 5564-5013

Dr. Frank R Golik, W.I.N. Health Coach Clinics

702 Sandgate Road, Clayfield, Queensland 4011

Phone:(07) 3262-5227; Fax: (07) 3256-0322

recptwin@bigpond.net.au

Dr. Joanna Hickey, Wellness Medicine

41 Queens Parade, Clifton Hill, Victoria 3068

Phone: (03) 9489-7955

www.wellnessmedicine.com.au

Dr. Karel Hromek

1 Argyle St, Mullumbimby, New South Wales 2482

Phone: (02) 6684-3531

Dr. Carole Hungerford

Uclinic Level 1 / 421 Bourke Street, Surry Hills, New South Wales 2010

Phone: (02) 9332-0400; Fax: (02) 9332-2144

surryhills@uclinic.com.au

Dr. David Jaa

RPPR Services

Suite 6/140 Robina Town Centre Dr, Robina, Queensland 4226

Phone: (07) 5562-2088; Fax: (07) 5562-2085

www.drjaasmedicalhealth.com; www.rppr.com.au

Dr. Elizabeth Lewis

105 Lucan Street, Bendigo, Victoria 3550

Phone: (03) 5441-4495; Fax: (03) 5442-5558

Dr. Stephen Lyon; Woonona Medical Practice

44 Hopetoun Street, Woonona, New South Wales 2517

Phone: (02) 4283-3433; Fax: (02) 4283-1955

slyon@woononamedical.com.au

Dr. Shirley Mcilvenny, Natural Vibrant Health

328 Scottsdale Drive, Robina, Queensland 4226

Phone: (07) 5562-5333

Dr. Nikola Ognyenovits

Brisbane, Australia

nikola@catalyst-healing.com

Dr. David Richards

Iluka Wellness Centre

51A Charles St., Iluka, New South Wales 2466

Phone: (02) 6646-5082; Fax: (02) 6646-5086

Dr. Mark Robertson

Camden Nutritional & Wellbeing Centre

44 Elizabeth St, Camden NSW 2570

Phone: (02) 4655-6999

Dr. Anabel Stuckey

Suite 6, 17-19 Knox Street, Double Bay, New South Wales 2025

Phone: (02) 9328-4922; Fax: (02) 9328-4922

drstuckey@bigpond.com

Dr. Richard Stuckey

PO Box 484, Coolangatta, QLD 4225

Phone: (61) 7-5536-4396; Fax: (61) 7-5536-4045

richardstuckey@bigpond.com; www.drstuckey.com.au

Dr. Lyn Tendek

Bondi Junction Medical Practice

Level 6, Westfield Shopping Centre

500 Oxford St, Bondi Junction, New South Wales 2022

Phone: (02) 9389-9699

doctorlyntendek@doctorlyntendek.com.au

Dr. Kathleen Wilson

Riverlands Therapy

PO Box 989, Penrith, New South Wales 2750

7/156 Great Western Highway, Blaxland NSW 2774

Phone: (02) 4731-8111/ (02) 4739-4434

Practice restricted to patients under age 25.

Dr. Mike Woodbridge

Nutritional and Environmental Medicine Queensland

Suite 7/20 Florence St, Teneriffe, Brisbane, Queensland 4005

Phone: (07) 3831-5111

www.drmikewoodbridge.com

愛爾蘭

Dr. Edmond O`Flaherty and Dr Andrew O`Flaherty

Gleneagle Clinic, Greygates, Blackrock, Co Dublin, Ireland

Phone: (353) 1288-1425

eoflaherty@gmail.com

紐西蘭

Dr. Kate Armstrong

Colville Community Health Centre

2299 Colville Rd, RD4, Coromandel, 3506

Phone: (07) 866-6618; Fax: (07) 866-6619

挪威

Hans Dahlseng

Clinical Psychologist

Funksjonellmedisinsk Senter, Huidtfeldtsgate 9a, 0253 Oslo

Phone: +47 97992500

hans@funksjonellmedisin.no; www.funksjonellmedisin.no

Dr. Eli Mohn Hove

Forusakutten A/S

Luramyrveien 79; 4013 SANDNES

Phone: (51) 70-94-94

Dr. Anna Kathrine Ljøgodt

Balderklinikken

Munchsgate 7, 0165 Oslo

annakathrineljogodt@balderklinikken.no

Drs. Anne Christine Bjornebye and Sigurd Nes

Eikeliklinikken

Wilh. Wilhelmsens vei 47, 1362 Hosle

Phone: (47) 67-15-93

Sig.nes@online.no

Dr. Lege Marit Rakstang

Spesialist i psykiatriFjordklinikken

Postboks 74, N-6670 Øydegard

Phone: (71) 53-32-76

www.fjordklinikken.no

菲律賓

Dr. Paulita Baclig

1A Paciano Rizal St., Barangay Masagana Project 4 QC

Phone: +632-5087917; Mobile: 09177065365

salutareclinica@gmail.com

新加坡

Dr Melanie Phuah

Nutramed Clinic

1 Grange Road; #10-10 Orchard Building; S239693 Singapore

Phone: (+65) 6735-0706; Fax: (+65) 6735-9589

info@nutramed.com.sg; www.nutramed.com.sg

實驗室

　　若要能正確診斷，對血液及尿液中的關鍵生化物質濃度做出精確評估是必要條件。以下所列的實驗室在這方面有很好的聲譽：

Direct Healthcare Access II Laboratory

350 W. Kensington Road Suite 118

Mount Prospect, IL 60056, USA

Phone: (847) 222-9546; Fax: (847) 222-9547

info@pyroluriatesting.com

Bio-Center Laboratory

3100 North Hillside Avenue, Wichita, KS 67219 USA

Phone: (316) 682-3100; Fax: (316) 682-2062

Vitamin Diagnostics, Inc.

540 Bordertown Avenue, Suite 2300, South Amboy, NJ 08879 USA

Phone: (732) 721-1234; Fax: (732) 825-3200

Doctor's Data, Inc.

3755 Illinois Avenue; St. Charles, IL 60174-2420, U.S.A

Phone: (800) 323-2784 (USA & Canada); 0871-218-0052 (United Kingdom);

Fax: (630) 587-7860

Inquiries@doctorsdata.com

Sullivan-Nicoladies Pathology

Cnr Whitmore St & Seven Oaks St.

Taringa, Queensland 4068, Australia

Phone: (07) 3377-8666; 1 800 777 877

Bio Medisinsk Laboratorium AS

Besøksadresse: Rådmann Halmrastsvei 4, 2 etg; 1337 Sandvika, Norway

Postadresse: Postboks 81, 1300 Sandvika, Norway

Phone: (+47)21063550; Fax: (+47)21063555

www.bmlab.no

複方調劑藥局

　　營養治療有時需要合併大量的維生素、礦物質及胺基酸，許多病人對於要服用這麼多的膠囊或錠劑感到困難，將這些營養素打錠在一起，便可以減少百分之五十至八十的顆數，讓病人較願意去服用。

　　此外，大部分的幼童及一些大人對膠囊吞嚥感到困難，此時他們就需要粉劑，以便加在果汁等飲料之中服用，複方調劑藥局可以將混合好的營養素分包進膠囊，等病人需要時，只要打開膠囊倒進飲料即可，而這也可以提升病人服用的意願。

　　以下是一些複方調劑藥局：

Village Green Apothecary

5415 W. Cedar Lane, Bethesda, MD 20814

Phone: (610) 453-9079; Fax (301) 963-2702

www.myvillagegreen.com

PURE Compounding Pharmacy (specializing in autism formulations)

603 East Diehl Rd, Suite 131

Naperville, IL 60563

Phone: (630) 995-4300; Fax: (630) 995-4301

www.purecompounding.com

Tugan Compounding Pharmacy

457 Golden Four Drive

Tugun QLD 4224, Australia

Phone: (07) 5534-2327

關於作者

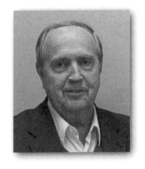

威廉‧威爾許（William J. Walsh）博士是國際知名的營養醫學專家。

他是伊利諾州非營利研究組織威爾許研究中心的負責人，並透過這個研究機構指導了來自澳洲、挪威等不同國家的許多醫師。威爾許博士發表了超過兩百篇的學術研究論文，同時擁有五個美國專利。他曾在美國精神科醫學會、美國國會及美國國家精神衛生研究院發表他的研究發現，並曾受邀於二十八場國際研討會中擔任講者。

從聖母大學及密西根大學取得學碩士學位後，威爾許博士在愛荷華州立大學完成化學工程博士學業。一九七〇年代，當他在亞貢國家實驗室工作時，組織了一個義工團體研究牢犯暴力行為的原因，而接下來的三十多年間，威爾許博士發展出行為障礙、ADHD、自閉症、憂鬱症、焦慮症、思覺失調及阿茲海默症的營養療法，得到世界各地醫師的認同與採用。

國家圖書館出版品預行編目（CIP）資料

營養的力量：修復大腦的關鍵元素 /William J. Walah 原著；
蘇聖傑翻譯 .-- 第一版 .-- 臺北市：博思智庫，民 105.03
面；公分
譯自：Nutrient power:heal your biochemistry and heal your brain
ISBN 978-986-92241-6-1（平裝）

1. 腦部疾病 2. 營養 3. 食療

415.92   105001014

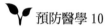 預防醫學 10

營養的力量：修復大腦的關鍵元素

NUTRIENT POWER:
HEAL YOUR CHEMISTRY AND HEAL YOUR BRAIN

原　　　著｜威廉・威爾許（William J. Walsh）
審訂翻譯｜蘇聖傑
執行編輯｜吳翔逸
企畫編輯｜張瑄、廖陽錦
美術設計｜蔡雅芬
行銷策劃｜李依芳

發 行 人｜黃輝煌
社　　長｜蕭艷秋
財務顧問｜蕭聰傑
發行單位｜博思智庫股份有限公司
地　　址｜104 台北市中山區松江路 206 號 14 樓之 4
電　　話｜（02）25623277
傳　　真｜（02）25632892

總 代 理｜聯合發行股份有限公司
電　　話｜（02）29178022
傳　　真｜（02）29156275

印　　製｜永光彩色印刷股份有限公司
定　　價｜350 元
第一版第一刷　中華民國 105 年 03 月

ISBN　978-986-92241-6-1
© 2016 Broad Think Tank Print in Taiwan

博思智庫股份有限公司
博思智庫粉絲團　Facebook.com/broadthinktank